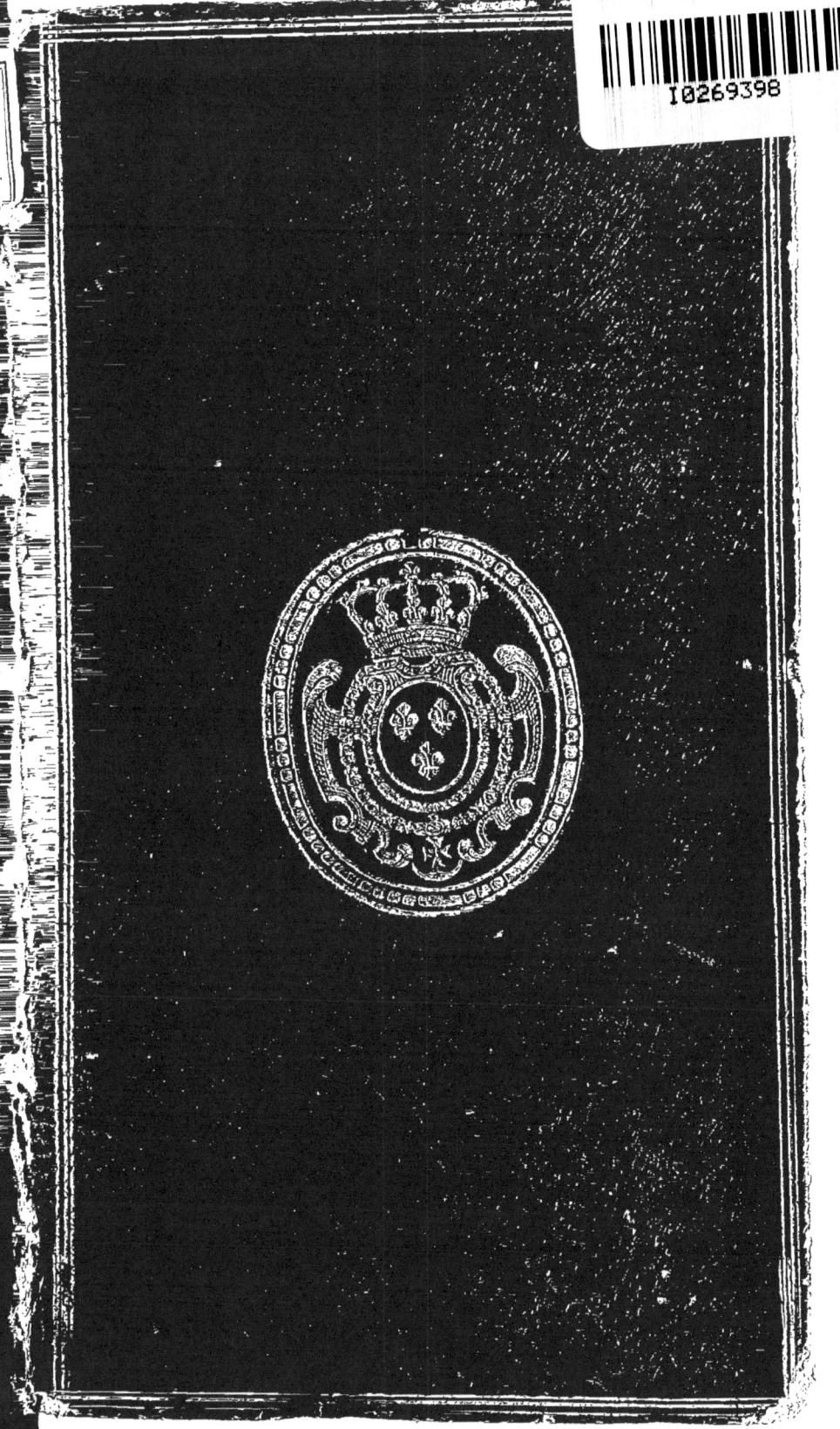

Y. 293.
2.   2.

Y. 3914.
2.

LE SIÉGE

DE

CALAIS,

NOUVELLE HISTORIQUE.

TOME SECOND.

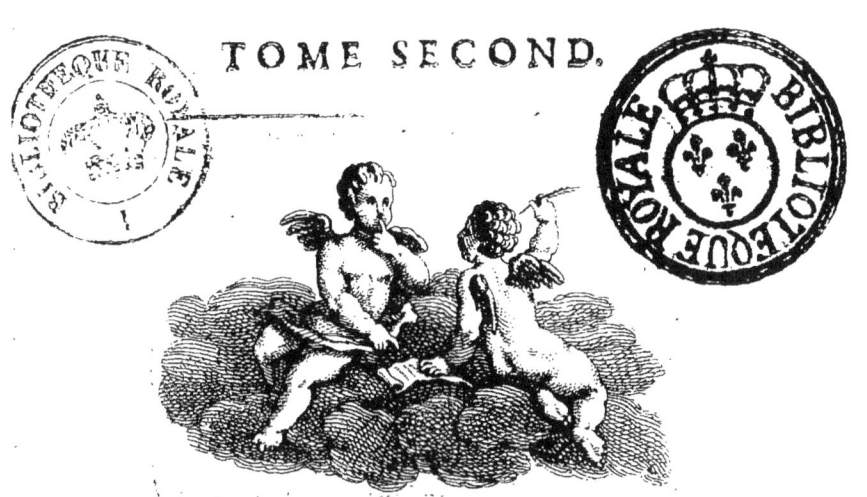

A LA HAYE,
Chez JEAN NEAULME.

M. DCC. XXXIX.

LE SIÉGE DE CALAIS.

NOUVELLE HISTORIQUE.

TROISIÉME PARTIE.

MILORD d'Arondel, retenu par les occupations de la guerre, ne put qu'après quelques jours satisfaire le desir qu'il avoit de revoir son Prisonnier. Pourrez-vous bien m'écouter aujourd'hui, lui dit-il en entrant dans sa chambre & en s'asseyant auprès de lui. M. de Châlons répondit quelques mots d'une voix tremblante, que Milord d'Arondel attribua à la foiblesse où il étoit encore, & ne voulant pas perdre des momens qui lui étoient précieux, il lui parla ainsi.

J'avois à peine fini mes exercices, qu'Edouard, par des raisons de politique, résolut de me marier avec Mademoiselle d'Hamilton; il espéroit en formant des al-

Nouvelle historique. 3

liances entre les premiéres Maisons d'Angleterre & d'Ecosse, unir peu à peu les deux Nations. Mon pere se prêta aux vûes du Roi; comme on ne vouloit point employer l'autorité pour obtenir le consentement de la Maison d'Hamilton, & que la jeunesse de Mademoiselle d'Hamilton donnoit tout le temps de l'obtenir; le dessein du Roi demeura secret entre mon pere & lui.

Je fus envoyé en Guyenne; la paix qui étoit alors

entre les deux Couronnes, me fit naître le defir de voir la Cour de France. Je m'y liai d'amitié avec le jeune Soyecourt, dont le caractére me convenoit davantage que celui des autres gens de mon âge, avec qui j'avois fait focieté. Je le retrouvai à Calais, où je m'étois propofé de m'arrêter. Il s'empreffa de me faire les honneurs de la Ville. La maifon de Madame de Mailly étoit la plus confidérable, j'y fus reçû,

& traité comme un homme, dont le nom s'attiroit quelque distinction.

Soyecourt me proposa peu de jours après d'aller à une Abbaye, à un quart de lieue de la Ville, où une fille de condition devoit prendre le voile. J'y consentis, nous trouvâmes l'Eglise pleine de toutes les personnes, qui avoient quelque nom ; la foule étoit grande, & la chaleur excessive ; je m'approchai autant qu'il me fut possible de l'endroit où se faisoit la cérémonie. Une fille qui y avoit quelque fonction, & qu'un voile qui lui couvroit en partie le visage, m'empêchoit de voir, tomba évanouye.

On s'empressa de la secourir, je m'empressai comme les autres ; je lui fis avaler d'une liqueur spiritueuse, que je me trouvai par bonheur sur moi. La connoissance ne lui revenoit point, il fallut lui faire prendre l'air, j'aidai à la porter hors de l'Eglise ; sa coëfure, que sa chûte avoit dérangée, laissoit tomber sur son visage, & sur sa gorge, des cheveux naturellement bouclés, du plus beau blond du monde; ses yeux, quoique fermés, donnoient cependant passage à quelques larmes. Des soupirs précipités qu'elle poussoit à tout moment, la douceur de son visage, son âge qui ne paroissoit guére au-dessus de seize ans, tout cela la rendoit touchante au dernier point.

Mademoiselle de Mailly, que j'avois déjà vûe auprès de Madame sa belle-mere, vint à elle, & la secourut avec des témoignages d'amitié, dont je lui savois autant de gré que d'un service qu'elle m'auroit rendu. Il me parut que l'état de cette fille lui faisoit une sorte de compassion, qui n'étoit point celle que l'on a pour un mal aussi passager; je crus même entendre qu'elle lui disoit quelques mots de consolation.

Soyecourt, qui n'avoit pas eû d'abord connoissance de cet accident, accourut à nous, comme un homme éperdu. Cette fille reprenoit dans ce moment la connoissance, elle promenoit languissamment ses yeux sur tout ce qui l'environnoit, & comme je lui étois inconnu, elle les fixa sur moi. Son regard le plus beau du monde, & le plus touchant, le devenoit encore davantage par la tristesse qui y étoit répandue; j'en fus pénétré, & dès-lors que n'aurois-je point fait pour adoucir ses peines ? Mademoiselle de Mailly, après lui avoir dit quelque mot à l'oreille, & nous avoir remerciés de notre secours, la prit sous les bras, & entra avec elle dans la maison, où il ne nous étoit pas permis de la suivre.

Soyecourt & moi restâmes encore quelque-temps ensemble; l'état où je l'avois vû, lorsqu'il nous avoit abordés, me faisoit soupçonner qu'il étoit amou-

reux, & ce que je commen-
çois de sentir moi-même,
m'engageoit à m'en éclaircir.

Quelle est cette person-
ne, pour laquelle vous venez de montrer tant de sensibilité, lui dis-je. C'est, me
répondit-il, Mademoiselle
de Roye, niéce de Madame
de Mailly; elle n'a aucune
fortune, la mienne dépend
d'un oncle qui ne me per-
mettra jamais d'épouser une
fille sans bien. Malgré tous
ces obstacles, j'en suis deve-

nu amoureux, & je suis d'autant plus à plaindre, que bien loin de pouvoir contribuer à son bonheur, je crains au contraire que l'attachement que je lui ai marqué, n'ait hâté la résolution où l'on est de lui faire prendre le parti du cloître.

Ce n'étoit point assez pour moi d'être instruit que Soyecourt étoit amoureux, il falloit encore savoir s'il étoit aimé. Je ne saurois m'en flatter, me dit-il, je crois que je l'aurois aimée

Nouvelle historique.

dix ans sans qu'elle eût daigné s'en apercevoir, & lorsque j'ai parlé, elle ne s'est point avisée de contester la sincérité de mes sentimens.

Je veux bien vous croire, me dit-elle, pourvû que vous me croyez aussi. Mon état & ma fortune suffiroient pour mettre un obstacle invincible à vos prétentions, & cet obstacle tout invincible qu'il est, n'est cependant pas le plus fort. Je ne sais si je suis née insensible, mais vos soins, & votre amour n'ont fait nulle impression sur mon cœur. Je ne m'en suis pas tenu, poursuivit Soyecourt, à cette premiére déclaration, j'ai mis tout en usage, & tout a été inutile; elle m'écoute avec une douceur mille fois plus accablante, que ne seroient les rigueurs.

Ne voyez-vous pas, me dit-elle quelquefois, que vous avez fait auprès de moi tout le progrès, que vous pouvez y faire; je vous trouve aimable, je vous estime, je crois que vous m'aimez véritablement, & tout cela ne me touche point; perdez une fantaisie qui vous rend malheureux, & ne me donnez pas plus long-temps le déplaisir de voir vos peines, car c'en est un pour moi.

Ma curiosité augmentoit à mesure que Soyecourt parloit, les moindres détails me paroissoient intéressans. Mais, lui dis-je, peut-être que la sagesse de Mademoiselle de Roye, est le plus grand obstacle, & que si elle voyoit quelque possibilité que vous pussiez l'épouser un jour, elle vous traiteroit différemment. Ne pensez pas, me répondit-il, que j'aye négligé ce moyen ; quoique mon bien soit médiocre, il pourroit suffire pour vivre dans une aisance raisonnable. Je suis persuadé d'ailleurs que le ressentiment de mon oncle ne tiendroit pas contre les charmes & le caractére de Mademoiselle de Roye, & je le lui ai dit

dit avec toute la force que donne la persuasion, & avec toute la vivacité du sentiment.

Vous comptez trop sur le pouvoir de mes charmes, m'a-t-elle répondu, & quand j'y compterois autant que vous, je n'en serois pas plus disposée à accepter vos propositions. Tout mon cœur suffiroit à peine pour m'acquitter de ce que je vous devrois ; des sentimens d'estime, & de reconnoissance payeroient mal les vôtres ;

je me reprocherois toujours d'être ingrate, & je ne pourrois cesser de l'être.

Tout ce que Soyecourt m'apprenoit, me peignoit Mademoiselle de Roye si aimable par une noble franchise, qui n'appartenoit peut-être qu'à elle seule, qu'il acheva par ses discours l'impression que la figure avoit déjà faite sur moi. Une insensible piquoit mon amour propre, & quoique je ne crusse pas assurément valoir mieux que Soyecourt, je me persuadois que je saurois mieux aimer, & que la vivacité de mes sentimens me donneroit des moyens de plaire, qu'il n'avoit pû employer. L'amitié qui étoit entre-nous, ne me faisoit naître aucun scrupule, je ne pouvois lui faire de tort puisqu'il n'étoit pas aimé.

J'allai, dès que je le pûs, chez Madame de Mailly ; Mademoiselle de Mailly étoit avec elle, je lui demandai des nouvelles de Mademoiselle de Roye. Comment Monsieur, dit Madame de Mailly, en s'adressant à elle, est-il instruit de l'accident d'Amélie ? Il en a été témoin, répondit Mademoiselle de Mailly; & c'est en partie par ses soins, que Mademoiselle de Roye a repris la connoissance. Il me paroît, dit Madame de Mailly, d'un ton où je sentois de l'aigreur, qu'il auroit été plus convenable qu'Amélie fût secourue par les personnes du Couvent, que par un homme de l'âge & de la figure de M. d'Arondel. Elle est ici, me dit-elle ; Mademoiselle de Mailly qui a de la bonté pour elle, a desiré que j'envoyasse la chercher.

Mademoiselle de Roye se montra quelques momens le lendemain dans la chambre de sa tante ; quoiqu'elle fût abattue, & que la mélancolie fût répandue sur toute sa personne, elle ne m'en parut pas moins aimable, peut-être même me le parut-elle davantage. Madame de Mailly m'examinoit, je m'en aperçus, & je me contraignis au point de ne regarder Mademoiselle de Roye, & de ne lui parler, qu'autant que la politesse le demandoit. Pour elle, à peine osoit-elle lever les yeux, & prononcer quelques mots.

Cependant, je prenois insensiblement du crédit auprès de Madame de Mailly, & je tâchois de l'augmenter dans l'intention de l'employer pour Mademoiselle de Roye. Ce que j'avois vû m'avoit appris que sa tante

la traitoit tout-à-fait mal.
Je réussis dans mon projet,
beaucoup au-delà de mes espérances. Madame de Mailly me marquoit dans toutes les occasions des distinctions flatteuses, en conservant cependant cet air austére, dont apparemment elle s'est fait une habitude.

Soyecourt n'osoit se montrer dans la maison, qu'aux heures où tout le monde y étoit reçû, Mademoiselle de Roye n'y étoit presque jamais alors. Il me parloit souvent de ses peines ; j'eusse pû lui rendre confidence pour confidence, & prendre pour moi les conseils que je lui donnois, de travailler à se guérir. Mais son malheur, loin de me rebuter, sembloit m'encourager, & puis, à vous dire la vérité, j'étois entraîné par un penchant plus fort que les réfléxions. Sans avoir de dessein déterminé, sans songer quelles seroient les suites de ma passion, je m'y livrois tout entier.

M. de Mouy, oncle de Soyecourt, allarmé de l'amour de son neveu, vint à Calais pour l'en faire partir. Madame de Mailly, qu'il connoissoit, étala à ses yeux une raison & une générosité, dont l'éloignement qu'elle avoit pour sa niéce, lui rendoit l'exercice très-facile.

Je me suis opposée, lui dit-elle, autant qu'il m'a été possible à l'inclination de M. de Soyecourt, c'est pour en prévénir les suites que j'ai pressé Mademoiselle de Roye d'executer la résolution où elle est, de prendre le parti du cloître, le seul qui puisse convenir à une fille comme elle. Si vous m'en croyez, ajouta Madame de Mailly, vous ferez partir M. de Soyecourt, il ne faut pas qu'il soit témoin d'une cérémonie, qui pourroit l'attendrir encore.

Une conduite, dont les motifs paroissoient si honnêtes, attira l'admiration & les remercimens de M. de

Mouy. Pour y répondre, il crut devoir lui-même parler à Mademoiselle de Roye, & lui expliquer les raisons qu'il avoit de s'opposer au dessein de son neveu.

Mademoiselle de Roye les reçut avec tant de douceur, tant de raison, tant de vérité, que lui qui avoit toujours eu pour le mariage le plus grand éloignement, sentit qu'une personne de ce caractére feroit la félicité d'un mari. Les charmes de Mademoiselle de Roye acheverent ce que fon efprit avoit commencé; & l'oncle, après quelques jours, fut auffi amoureux que le neveu. Quoique cette démarche démentît toute fa conduite paffée, il fe détermina à fe propofer lui-même.

Un établiffement auffi avantageux mis en parallele avec le cloître, auquel il paroiffoit que Mademoifelle de Roye ne fe déterminoit que par effort de raifon, ne laiffoit pas douter à M. de

Mouy que sa proposition ne fût reçûe avec joie. Quel fut son étonnement de trouver Mademoiselle de Roye dans des sentimens bien différens ? Ne croyez pas, lui dit-elle, qu'une inclination secrete pour M. de Soyecourt, cause mon refus ; pour ne vous laisser aucun doute, je vais me hâter de renoncer absolument au monde.

J'étois si souvent chez Madame de Mailly, qu'il étoit difficile que j'ignorasse ce qui se passoit. Mademoiselle de Mailly qui m'honoroit de quelque estime, & de quelque confiance, m'en avoit dit une partie, & Madame de Mailly m'apprit tout ce que je ne savois pas. Un jour que j'étois seul avec elle, & que je lui disois de ces sortes de galanteries que l'usage autorise: Vous me traitez trop comme les autres femmes, me dit-elle: Que prétendez-vous par ces galanteries? Vous savez que je ne dois pas même les entendre; toute ma tendresse est dûe à M. de Mailly. J'avoue cependant, que quoique ma confiance soit très-grande pour lui, il y a mille choses que pour l'intérêt de son repos, je suis obligée de lui cacher. Je voudrois avoir un ami assez sûr, pour lui dire ce que je ne lui dis point, & assez éclairé, pour m'aider à me conduire dans des occasions délicates.

Les qualités qu'on demandoit dans cet ami, étoient celles dont on m'avoit loué souvent moi-même ; je voyois par tout ce qui avoit précedé, qu'on vouloit que je fûsse cet ami. Il fallut dire ce qu'on attendoit de moi; le fond de mon cœur y répugnoit; mais il y a des cas où le plus honnête homme se trouve forcé à faire au-delà de ce qu'il voudroit. Me voilà donc lié avec Madame de Mailly; comme j'avois déclaré plusieurs fois que je demeurerois en France tout le temps que mon pere demeureroit en Ecosse, où son séjour devoit être long;

long, la crainte de mon abfence n'apportoit aucun obstacle à notre liaifon.

Quelque-temps après cette converfation, elle me fit prier d'aller chez elle, à une heure où je ne pouvois trouver perfonne. Je fuis, me dit-elle, dans un de ces cas dont je vous ai parlé, j'ai mille chagrins que je dévorerois feule, fi je n'avois la liberté de vous les confier. L'intérêt de mon fils m'a engagée dans un fecond mariage : Mademoifelle de

Mailly devoit être le prix de ma complaisance, elle avoit demandé du temps pour se résoudre, ce temps est expiré, cependant elle ne se détermine point ; il semble même qu'elle affecte de traiter M. du Boulay plus mal qu'elle ne le traitoit d'abord. M. de Mailly n'a pas la force de se faire obéir, j'ai tout à la fois à soutenir la douleur de mon fils, & la honte d'avoir fait une démarche inutile ; je ne trouve d'ailleurs que de l'opposition à tout ce que je veux. Mademoiselle de Roye s'avise de refuser les offres de M. de Mouy, qui, malheureusement pour lui, en est devenu amoureux, & qui est assez fol pour vouloir l'épouser. L'héroïsme, dont elle se pare, ne me fait point illusion ; elle aime sûrement Soyecourt, & veut se conserver à lui. Mademoiselle de Mailly, & elle, sont dans le secret l'une de l'autre, car les femmes ne sont jamais liées que par ces sortes de confidences. Ces personnes qui paroissent si raisonnables, ne sont rien moins que ce qu'elles paroissent.

L'envie & la jalousie de Madame de Mailly s'exercerent dans le portrait, qu'elle me fit de l'une & de l'autre, & me confirmerent dans la mauvaise opinion que j'avois déjà conçûe de son caractére, que je découvrois à tous égards, très-différent de celui qu'elle se donnoit dans le monde.

Comme j'étois bien éloigné de profiter de ses foiblesses, ses expressions étoient prises literalement ; je ne sortois point des bornes de l'amitié, & je croyois me conserver par là le droit de lui déclarer, lorsque je le voudrois, mes sentimens pour Mademoiselle de Roye.

Les soupçons qu'on venoit de me donner, qu'elle aimoit Soyecourt, firent une vive impression sur moi; j'en fus troublé & allarmé, ce qu'il m'avoit dit, qui auroit dû me rassurer, ne me rassuroit plus ; je m'imaginois qu'on lui cachoit son bonheur. Mademoiselle de Roye m'avoit touché sur-tout, parce que je l'avois crûe insensible ; la découverte d'un rival aimé changeoit toutes mes idées, & ne changeoit pas mon cœur. Je l'avois vûe jusques-là sans oser tenter de lui parler ; il me parut alors que je lui devois moins d'égard & de discrétion ; & si son départ pour le Couvent ne m'en eût ôté les moyens, je crois que j'aurois poussé la folie jusqu'à lui faire des reproches.

 Madame de Mailly charmée de l'éloigner, la conduisit elle-même dans sa retraite. J'arrivai un moment après qu'elles furent parties. Mademoiselle de Mailly étoit en larmes, sa douleur lui arracha des plaintes, que sa confidération pour Madame de Mailly lui avoit fait étouffer jusques-là. Vous êtes attaché à elle, me dit-elle ; que ne lui inspirez-vous des sentimens plus doux ? Quelle barbarie, d'obliger cette malheureuse fille à s'enfévelir toute vive!

Les pleurs de Mademoiselle de Mailly coulerent alors en abondance. Je lui en parus si touché, je l'étois si véritablement, que je n'eus pas de peine à lui perfuader qu'elle pouvoit compter fur moi. Nous examinâmes ce qu'il convenoit de faire, nous conclûmes qu'elle iroit le lendemain voir fon amie, qu'elle concerteroit avec elle la conduite qu'il faudroit

droit tenir, & qu'elle m'en rendroit compte.

Quoique mes soupçons sur Soyecourt subsistassent, je n'en fus pas moins disposé à servir Mademoiselle de Roye; elle étoit trop à plaindre pour lui refuser mon secours, & je le lui aurois donné quand même elle m'auroit fait une véritable offense. Madame de Mailly me trouva à son retour chez elle; elle affecta une tristesse qui cachoit une joie maligne, que j'apercevois malgré son art, & qui me donnoit la plus grande indignation. Je me contraignis cependant, il falloit plus que jamais ne lui pas déplaire.

Comme elle n'ofoit contraindre fa belle-fille jufqu'à un certain point, il m'étoit facile de lui parler. Je ne fais où j'en fuis, me dit-elle au retour de la vifite dont nous étions convenu, Mademoifelle de Roye eft abfolument changée ; la vûe d'une cérémonie qui ne l'intéreffoit que par lui rappeller peut-être un peu plus vivement qu'il s'en feroit quelque jour une pareille pour elle, la mit dans l'état où vous la vîtes, & où vous la secourûtes; & aujourd'hui il semble qu'elle est pressée de hâter un moment qu'elle redoutoit si fort, je suis effrayée de sa tranquillité, elle me peint une ame qui n'est au-dessus de son malheur, que parce qu'elle en prévoit la fin. Quelle perspective pour une fille si accomplie, que de n'envisager d'autre changement à sa fortune que la mort.

Ce que me disoit Mademoiselle de Mailly, me faisoit frémir; elle en frémissoit comme moi. Hélas! me disoit-elle, si les persécutions qu'on me fait pour épouser M. du Boulai, ne cessent point, je prendrai bientôt le même parti, & je ne le prendrai pas avec moins de répugnance; car je suis sûre que Mademoiselle de Roye pense de même qu'elle a toujours pensé. Ces petits

Nouvelle historique. 45
riens qui rempliſſent la tête de toutes ces filles enfermées, ne ſauroient trouver place dans la ſienne; elle ſera malheureuſe, faute de pouvoir faire des ſacrifices continuels de la raiſon & du bon ſens. Empêchons donc, lui dis-je, Mademoiſelle, qu'elle ne ſe mette dans la néceſſité de faire ces ſacrifices, perſuadez-la d'attendre le ſuccès de nos ſoins, & obtenez d'elle qu'elle ne précipite rien.

Les choſes reſterent pendant quelques jours dans cette situation. Madame de Mailly souffroit cependant impatiemment, que je parlasse si souvent & si long-temps à Mademoiselle de Mailly. Vous allez, me dit-elle, vous laisser séduire aux coqueteries de Mademoiselle de Mailly; songez qu'elle a des engagemens avec mon fils, & que vous me manqueriez de plus d'une façon.

Il ne m'eût pas été difficile de la rassurer; je n'étois

point amoureux de Mademoiselle de Mailly, & la vérité se fait toujours sentir; mais il eût fallu, pour me bien justifier, tenir des propos aussi opposés à mes sentimens, qu'à mon caractére. D'ailleurs, la contrainte que je me faisois auprès de cette femme, me devenoit plus importune, à mesure que je la connoissois mieux; & sans les raisons qui me retenoient, j'aurois cessé de la voir.

Soyecourt étoit resté à Calais ; il venoit toujours

me conter ses peines. Je le vis entrer un matin dans ma chambre, la douleur & le désespoir peints dans les yeux. Vous m'avez vû, me dit-il, bien misérable : vous avez vû une fille que j'adore, prête à m'être enlevée par mon oncle, & avec elle toute ma fortune; cette même fille préferer un Cloître, où je la perds pour jamais, à un établissement que je croyois qu'elle ne refusoit que par un sentiment de générosité, qui me

Nouvelle historique. 49
rendoit encore sa perte plus sensible & plus douloureuse. Ces malheurs sont-ils assez grands ! & croyez-vous qu'il fût au pouvoir de la fortune d'en inventer d'autres pour accabler un malheureux ? Elle en a trouvé le secret pour moi. Mon oncle, touché de mon désespoir, touché de pitié pour Mademoiselle de Roye, a fait céder son amour à des sentimens plus dignes de lui ; il est allé, sans m'en avertir, lui dire qu'il ne consentoit pas seulement

à notre mariage, mais qu'il lui demandoit comme une grace de vouloir bien elle-même y consentir. Le refus que j'ai fait, lui a-t-elle dit, de ce que vous vouliez bien m'offrir, m'a imposé la loi de n'accepter plus rien. D'ailleurs, mon parti est pris ; ma résolution ne peut plus changer.

Mon oncle, continua Soyecourt, en m'apprenant ce que je viens de vous dire, n'a pas douté que mes discours n'eussent plus de force que les

Nouvelle historique. 51
siens, & que je ne déterminasse Mademoiselle de Roye en ma faveur. J'ai couru à son Couvent ; elle ne m'a vû qu'après des instances réïtérées de la Supérieure de la Maison, que j'avois entretenue, & que mon extrême affliction avoit mise dans mes intérêts. Vous voulez donc m'abandonner, lui ai-je dit en me jettant à ses pieds ; vous suis-je si odieux, que vous me préferiez l'horreur de cette solitude ? Pourquoi voulez-vous ma mort ? Pour-

quoi voulez-vous la vôtre ? car vous ne soutiendrez pas le genre de vie que vous allez embrasser. Par pitié pour vous-même, prenez des sentimens plus humains. Doit-il tant coûter de se lier avec un homme, que vous honorez de quelque estime, & dont vous savez bien que vous êtes adorée ?

Oui, je le sai, m'a-t-elle dit en levant sur moi des yeux mouillés de quelques larmes, & c'est la certitude que j'en ai qui m'oblige à vous refuser. Pourriez-vous être content sans la possession de mon cœur? Ne seriez-vous pas en droit de me reprocher mon ingratitude? & quand vous ne me la reprocheriez jamais, me la reprocherois-je moins, & pourrois-je me la pardonner?

Que ne lui ai-je point dit, poursuivit Soyecourt? Hélas! je ne lui ai que trop dit; c'est la pitié que je lui ai inspirée, qui l'a forcée de m'avouer ce que je voudrois, aux dépens de ma vie, ignorer toujours. Elle aime ; elle a une inclination secrete, qui fait son malheur, aussi-bien que le mien. C'est pour cacher sa foiblesse, c'est pour s'en punir, qu'elle prend presque avec joie le parti du Cloître.

Le discours de Soyecourt me donna tout ensemble & beaucoup de curiosité, & beaucoup d'émotion. Je voulois savoir quel étoit ce rival fortuné ; mais Soyecourt n'en étoit pas instruit, & ne savoit lui-même sur qui porter ses soupçons. Mademoiselle de Roye lui avoit dit que son funeste secret n'étoit sû de personne, & que celui qui en étoit l'objet, n'en auroit jamais aucune connoissance. En m'ôtant l'espérance, continua Soyecourt, elle augmente encore mon admiration pour elle. Je vais m'éloigner d'un lieu qui ne me presenteroit plus que des sujets de tristesse, & attendre du temps & des réfléxions un repos, que je ne recouvrerai peut-être jamais.

Le dessein qu'il formoit, me laissoit en pleine liberté de suivre mon inclination. Dès que je fus seul, je me mis à repasser tout ce que je venois d'entendre ; j'examinois les démarches de Mademoiselle de Roye, je pésois sur tout ce que j'avois vû, je rassemblois mille petits riens, auxquels je n'avois osé donner une interprétation favorable, & qui me faisoient alors naître quelques

quelques espérances, & me donnoient un sentiment de joie & de plaisir, que la crainte de me tromper arrêtoit aussi-tôt. Je voulois absolument m'éclaircir, bien résolu, si j'étois aimé, d'épouser Mademoiselle de Roye, & de m'exposer, s'il le falloit, à toute la colére du Roi, pour rompre mon engagement avec Mademoiselle d'Hamilton.

Je n'imaginai d'abord, pour obtenir cet éclaircissement, aucun moyen où il ne se présentât des monstres de difficultés. Enfin, après avoir bien examiné ce qui pouvoit être susceptible de quelque possibilité, je trouvai que je n'avois rien de mieux à faire, que de m'introduire dans le Couvent. Les difficultés de l'entreprise ne m'arrêtèrent point; j'étois sûr de les applanir. Je gagnai effectivement le Jardinier & celles à qui la porte étoit confiée; mais je n'en étois guére plus avancé: il falloit une occasion; le hazard me servit.

Nouvelle historique. 59

J'entendis dire chez Madame de Mailly, qu'on devoit porter des meubles à Mlle de Roye. J'allai aussi-tôt trouver les amis que je m'étois faits ; nous convînmes qu'ils se chargeroient des meubles, & que ne pouvant les placer sans secours, j'y serois employé. Nous choisîmes le temps où les Religieuses sont retenues au Chœur. Nous voilà en marche le Jardinier, les Portiéres & moi, chacun chargé de notre fardeau. Débarrassés du
E ij

leur, ils me laisserent dans la chambre, où j'étois bien empêché à faire un métier que j'entendois mal.

Mademoiselle de Roye entra peu après, sans presque m'apercevoir, sans prendre part à ce que je faisois. Elle se jetta sur une chaise, appuyant sa tête sur une de ses mains, dont elle se couvroit les yeux, & se livra à la rêverie la plus profonde. Mon saisissement étoit extrême; je n'avois plus la force de profiter d'un moment si précieux. La démarche que j'avois faite me paroissoit le comble de l'extravagance. Je violois l'asyle d'un Couvent ; je venois surprendre une fille seule dans sa chambre, pour lui parler d'une passion dont je ne lui avois jamais donné aucune connoissance : & sur quoi lui en parler ? Sur une espérance frivole, qu'elle étoit touchée d'inclination pour moi.

Ces réfléxions m'auroient retenu, & je serois sorti sans me découvrir ; mais Mad.{}^{lle} de Roye étoit si belle; je la voyois si triste; cette tristesse me peignoit si vivement l'état de son ame, & les suites funestes que Mademoiselle de Mailly m'avoit fait envisager, que me livrant tout entier au mouvement de mon amour, j'allai me jetter à ses pieds. Son trouble & sa frayeur furent si extrêmes, que j'eusse eu le temps de lui dire dans ce premier moment tout ce qui pouvoit justifier, ou du moins excuser ma démarche; mais la crainte où je la voyois, me représentoit, m'éxageroit même d'une maniére si forte, le péril où je l'exposois ; j'étois moi-même si troublé, que je pûs à peine prononcer quelque mot mal articulé, & encore plus mal arrangé.

Mon Dieu, que vous ai-je fait, s'écria-t-elle enfin d'une voix tremblante & avec un visage où la frayeur étoit peinte, n'étois-je pas assez malheureuse ! Sortez, ajouta-t-elle, ou vous m'allez faire mourir. Ces paroles, &

l'air dont elle me parloit, qui fembloit me demander grace, me percerent le cœur, & ne me laiſſoient pas la liberté de lui défobéir, quand une de celles qui m'avoient introduit, vint avec beaucoup de précipitation nous annoncer l'arrivée de Mme de Mailly. Elle étoit ſi prête d'entrer, qu'il fallut ſonger à me cacher dans la chambre. Le lieu le plus propre, & le ſeul, étoit une embraſure de fenêtre, ſur laquelle on tira un rideau.

J'y

Nouvelle historique.

J'y passai l'heure la plus pénible que j'aye passée de ma vie. Madame de Mailly ne faisoit pas un mouvement qui ne me fît tressaillir. Mlle de Roye, pâle, interdite, & dans un état peu différent de celui de quelqu'un qui va mourir, me donnoit une pitié, qui augmentoit encore le tendre intérêt que je prenois à elle; j'aurois voulu racheter de mon sang la peine que je lui faisois. Mais quelle fut mon indignation, lorsque j'entendis la maniere dure dont Madame de Mailly lui parloit, la cruauté avec laquelle elle la preſſoit de prendre le voile, & tout ce qu'elle ajoutoit de piquant & d'humiliant même pour l'y déterminer !

Quelque danger qu'il y eût pour moi d'être découvert dans un lieu ſi ſévérement interdit aux hommes, je fus prêt vingt fois de me montrer, de déclarer que j'offrois à Mademoiſelle de Roye ma main, ſi elle vouloit l'accepter. La ſeule crainte de mettre un obstacle à mes projets, en les découvrant, me retint. Je craignois aussi de faire un éclat, toujours fâcheux pour Mademoiselle de Roye, quelqu'en dût être l'évenement.

Elle fut assez de temps sans parler. Enfin, faisant, à ce qu'il me parut, un effort sur sa douleur : J'obéirai, Madame, lui dit-elle. Madame de Mailly, contente de cette promesse, sortit. Mademoiselle de Roye l'accompagna, & me fit dire

68 *Le Siége de Calais,*
par ma confidente, qu'elle ne rentreroit point dans sa chambre, tant que j'y serois.

Je me soumis sans résistance, & j'allai chez moi lui écrire, non pas une lettre, mais un volume. Le danger où je venois de l'exposer, me rendoit plus amoureux, & me la rendoit mille fois plus chere. Cette voix pleine de charmes, étoit encore à mon oreille, qui me disoit d'un ton, où la frayeur régnoit toute seule : Mon Dieu, que vous ai-je fait !

Nouvelle historique. 69

Je ne puis vous représenter à quel point j'étois attendri, & combien ma passion y gagnoit.

Je n'eus aucune réponse, & j'écrivis encore plusieurs fois sans pouvoir en obtenir. Je m'avisai enfin de lui mander que si elle n'avoit la bonté de m'entendre, elle m'exposeroit à tenter quelque nouvelle entreprise pareille à la premiere. Peut-être s'exagera-t-elle à elle-même le péril où je pouvois l'exposer. D'ailleurs, la bienséance n'étoit point blessée, puisque je ne demandois à la voir qu'à la grille, & enfin elle y consentit.

Je n'ai jamais passé de temps plus agréable, & cependant plus difficile à passer, que celui qui précéda le jour pris pour cette entrevûe. Le plaisir de voir Mademoiselle de Roye, de la voir de son consentement, l'espérance de la déterminer en ma faveur, les projets que je faisois pour l'avenir, remplissoient mon cœur d'une joie, qui se répandoit sur toutes mes actions; mais mon impatience étoit si extrême, elle me donnoit tant d'inquiétude, qu'il ne m'étoit pas possible de me fixer un moment. Je ne pouvois durer nulle part; il sembloit qu'à force de changer de place, j'accourcirois le jour.

Celui que j'attendois vint enfin. Quoique je fusse dans une grande agitation, & que le cœur me battît violemment, quand je me trouvai vis-à-vis de Mademoiselle de Roye, je n'avois pas le même embarras, ni la même crainte que la premiere fois. Le peu que j'avois dit alors, les lettres que j'avois écrites depuis, m'avoient enhardi.

Mademoiselle de Roye au contraire me paroissoit plus timide & plus embarrassée. Que ne lui dis-je point! Combien de protestations, de sermens, de larmes même, & de larmes trop sincéres, pour ne pas faire impression! Que vous dirai-je ? C'étoit mon cœur qui parloit ; il perſuada un cœur, que ma bonne fortune avoit prévenu favorablement pour moi. Après beaucoup de réſiſtance, j'obtins la permiſſion de revenir dans quelques jours. Je ne pus me réſoudre à attendre le temps qui m'étoit marqué ; je revins dès le lendemain. Des fautes de cette eſpéce ſont aiſément pardonnées ; on me gronda, à la verité, de n'avoir pas obéï ; mais on me gronda d'une façon si douce, que c'étoit presque m'en remercier.

Malgré les ordres de Madame de Mailly, nos entrevûes devinrent faciles. Sitôt que je n'eus plus à tromper Mademoiselle de Roye, je prenois si bien mes mesures, & j'avois si bien mis dans mes intérêts ceux dont j'avois besoin, qu'il n'y avoit presque point de jour, où je ne passasse au moins quelques momens à cette heureuse grille.

Le caractére de Mademoiselle de Roye ne laisse rien à desirer pour assurer le bonheur d'un amant, & la tranquillité d'un mari. Ses discours, ses démarches respirent la vérité ; elle ne connoît le desir de plaire, que pour ce qu'elle aime, & le seul art qu'elle y employe, c'est celui d'aimer. Ses pensées, ses sentimens n'avoient d'objet que moi ; toujours prête à sacrifier à mes intérêts son repos, son bonheur, & jusqu'au témoignage de sa tendresse même. Jamais personne n'a mieux fait sentir le prix dont on est à ses yeux; les inquiétudes, & les jalousies, toujours inséparables de la délicatesse & de la vivacité des sentimens, ne produisent en elle ni plainte, ni reproche; sa tristesse seule m'instruisoit de sa peine; si les choses les plus légeres la faisoient naître, un mot, un rien suffisoient aussi pour lui rendre la joie, & je goûtois à tout moment ce plaisir supérieur à tout autre, de faire moi seul la destinée de ce que j'aimois.

Le charme de nos conversations ne peut s'exprimer, nous croyons n'avoir passé que quelques minutes, lorsque nous avions passé plusieurs heures, & quand il falloit nous séparer, il nous restoit tant de choses à nous dire, qu'il nous arrivoit presque toujours de nous rappeller je ne sai combien de fois, comme de concert. La vertu de Mademoiselle de Roye mettoit à la vérité les bornes les plus étroites à mes desirs ; mais la satisfaction de la trouver plus estimable & plus digne de mon cœur, me faisoit une autre espéce de bonheur, plus sensible pour le véritable amour. J'en étois si occupé que tout ce qui n'avoit point de rapport à elle m'étoit insupportable. Je pouvois encore moins me contraindre auprès de Madame de Mailly. Tous mes soins étoient pour Mademoiselle de Mailly; quoiqu'elle n'eût d'autre part dans notre confidence, que celle de n'en avoir voulu prendre aucune, je savois qu'elle aimoit Mademoiselle de Roye, & qu'elle en étoit aimée.

Madame de Mailly intéressée par les démarches qu'elle avoit faites, à me conserver, ne vit ma conduite qu'avec le plus violent dépit. Les motifs qui désunissent ordinairement les femmes, & qui ont un pouvoir si absolu sur celles d'un certain caractére, lui avoient donné une haine pour Mademoiselle de Mailly, qui s'étoit encore augmentée par l'éloignement de Mademoiselle de Mailly pour le mariage de M. du Boulai. Mais le desir de la vengeance fit taire sa jalousie. Elle ne m'en marqua aucune, il sembloit au contraire que c'étoit par confiance, qu'elle me contoit tous les jours mille choses très-capables de me faire impression, si j'avois moins connu Mademoiselle de Mailly; je ne vous dis point les persécutions

tions qu'elle essuya alors pour conclure son mariage, & l'art avec lequel on me les déguisoit.

Je voyois bien que je n'obtiendrois point l'agrément de Madame de Mailly, pour épouser Mademoiselle de Roye, elle pouvoit au contraire faire usage de l'autorité qu'elle avoit sur elle, & me l'enlever pour jamais. D'ailleurs, comment demander cet agrément à une femme, qui m'avoit laissé voir que je ne lui étois pas indifférent ? Sans expliquer mes raisons à Mademoiselle de Roye, je voulus la résoudre à un mariage secret. Le plus grand obstacle que j'eûs à vaincre, étoit la crainte du tort que je pouvois me faire; pas la moindre méfiance sur ma parole, ni sur le sort que je lui préparois : être unie à moi, étoit pour elle le souverain bien, le seul qui la touchoit aussi. Dès le moment qu'elle m'avoit aimé, le cloître avoit cessé de lui paroître odieux. Tout ce qui

Nouvelle hiſtorique. 83
n'étoit pas vous, me diſoit-elle, étoit égal pour moi. La ſolitude même avoit l'avantage de me laiſſer jouir de mes ſentimens, & de m'aider à les cacher.

Mes meſures priſes, j'entrai une nuit dans le jardin, à l'aide d'une échelle de corde. Mademoiſelle de Roye m'attendoit dans ce jardin, mais elle n'eut plus la force d'en faire davantage. Sans lui donner le temps de déliberer, je la pris entre mes bras, je remontai le mur

G ij

en la tenant toujours embrassée, & je la menai à une petite Eglise peu éloignée, où j'avois fait tenir un Prêtre. Je la remis dans le jardin de la même façon que je l'en avois fait sortir, & lui fis promettre qu'elle s'y rendroit la nuit suivante. Nous y en passâmes plusieurs autres. Imaginez, s'il vous est possible, quels étoient mes transports; la tendresse de ma femme, toute légitime qu'elle étoit, ne se montroit qu'avec beaucoup de timidité, & lorsque je m'en plaignois : Le besoin que j'ai présentement que vous croyez que je vous aime, me disoit-elle, m'ôte la hardiesse de vous le dire, & de vous le marquer.

Il m'auroit été aisé de l'enlever, & de l'emmener en Angleterre, mais ce n'étoit point comme une fugitive que je voulois qu'elle y parût, je me tenois assuré du consentement de mon pere; mais il convenoit de prendre des mesures pour faire agréer au Roi mon alliance avec une Françoise, & la rupture du mariage qu'il avoit arrêté pour moi avec Mademoiselle d'Hamilton; il fallut me résoudre de quitter une femme que j'adorois, presque dans le moment où je venois d'être heureux, pour nous assurer à l'un & à l'autre la durée de ce bonheur.

Rien ne peut exprimer la tendresse de nos adieux, je la repris vingt fois dans mes bras, elle me baignoit le visage de ses larmes, elle me conjuroit de ne la point quitter. Hélas ! que n'y ai-je consenti ! Combien me serois-je épargné de malheurs !

Madame de Mailly fut surprise, & ne fut point fâchée de me voir partir ; j'étois un témoin incommode pour le personnage qu'elle jouoit, peut-être même craignoît-elle de ma part quelque trait d'indiscrétion ; car M. du Boulai, qui avoit pris les impressions de sa mere, & qui en conséquence étoit jaloux de moi jusqu'à la fureur, mettoit tous les jours ma patience à de nouvelles épreuves.

Mon pere étoit toujours en Ecosse, j'allai le joindre fans me montrer à la Cour. J'en fus reçû comme je l'avois efperé. Bien loin de défaprouver mon mariage, il ne fongea qu'au moyen d'obtenir le confentement du Roi. Les fervices qu'il venoit de rendre dans la guerre d'Ecoffe, dont le fuccès étoit dû à fa valeur & à fa sa conduite, l'autorisoient à compter sur la complaisance du Roi. Mais ses services lui avoient attiré plus d'envie de la part des Courtisans, que de reconnoissance de la part du Prince.

Edouard, séduit par leurs artifices, se persuada que mon mariage, qu'il ne croyoit pas fait, cachoit quelques desseins contraires à ses intérêts, & sans vouloir rien entendre, il me fit mettre dans une étroite prison. Ceux à qui je fus confié, eurent ordre de ne me laisser parler à personne ; mon pere même n'eut pas la liberté de me voir : & l'on me déclara que je n'en sortirois, que lorsque je serois disposé à remplir les engagemens que le Roi avoit pris pour moi.

Quelque dure que fût ma captivité, je souffrois mille fois plus par la pensée de ce que souffroit ma femme. Hélas ! je lui coûterai la vie, m'écriois-je dans ces douloureux momens ; voilà le fruit de sa tendresse & de sa confiance.

Nouvelle historique.

J'avois déjà passé six mois dans ce triste séjour, quand un Soldat de la Garnison trouva moyen de me glisser une lettre. Je l'ai lue & relue si souvent, elle a fait une si forte impression sur mon cœur, qu'il ne m'en est pas échapé une syllabe. Voici ce qu'elle contenoit:

LETTRE.

Que viens-je d'apprendre ! Vous étes prisonnier ! Cette nouvelle qui a pénétré jusques dans ma solitude, a mis le comble à des maux que je ne soutenois, que parce que je les souffrois seule. Hélas ! notre mariage qui met ma vie & mon honneur dans un si grand péril, me combloit de joie ! La pensée que j'étois à vous pour toujours, faisoit disparoître mes peines. Mais c'est pour moi que vous souffrez ! C'est moi qui vous rends malheureux ! Quelque cruelle que soit cette circonstance, elle n'ajoûte cependant rien à ma douleur. Vos maux, indépendamment de ce qui les cause, prennent toute la sensibilité de mon cœur. Ma grossesse, dont il faut que je vous avertisse, va les augmenter encore ; je m'en aperçûs quelque-temps après votre départ, & malgré l'embarras de la cacher, j'en conçus de la joie. Je vois présentement toute l'horreur de ma situation ; à qui me confierai-je pour donner le jour à cet enfant, qui m'est mille fois plus cher, parce qu'il est à vous ! Comment faire pour vous le conserver, & sa malheureuse mere ! C'est pour vous que je cherche à vivre ! C'est pour vous que je crains de mourir ! Je connois votre cœur, comme vous connoiſſez le mien ; vous mourriez de ma mort. Voilà le fruit de cette tendreſſe qui devoit faire notre bonheur. Quelle différence de ces temps heureux où nous étions enſemble, où nous nous diſions cent fois dans un moment que nous nous aimions, que nous nous aimerions toujours ! Ce ſouvenir que je rappelle ſans ceſſe, augmente encore l'abîme où je ſuis. Je me trouve ſeule dans l'Univers, je n'ai que vous, je mettois ma félicité à n'avoir que vous, & je vous perds. Ne craignez rien de ma part ; la honte que j'essuierai, plus terrible que la plus affreuse mort, ne m'arrachera jamais un secret qu'il vous importe de tenir caché, puisque vous ne l'avez point découvert ; le ciel qui connoît mon innocence, qui m'a fait une loi du plus doux panchant de mon cœur, qui veut que je vous aime, & que je vous obéisse, aura pitié de moi, & sauvera ma reputation. Conservez-vous, c'est votre Amélie qui vous *en prie, baignée de ses larmes ! Conservez-vous, encore une fois, il ne vous reste que ce moyen de me marquer que vous m'aimez.*

Il me seroit impossible de vous peindre l'état où je me trouvai après la lecture de cette lettre. La pitié & l'honneur auroient suffi seuls pour m'intéresser au sort de Madame d'Arondel. Jugez ce que l'amour le plus tendre, & le mienx mérité me faisoit sentir. Je ne comprens pas comment je pus résister à la violence de ma douleur, je crois qu'il n'y en a jamais eû de pareille. Les partis les plus extrêmes se présenterent à moi, & si je n'avois été retenu par ce que je devois à ma femme, je m'y serois abandonné.

Je comptois continuellement le temps où elle devoit accoucher, ce temps qui ne pouvoit être éloigné, me remplissoit de frayeur; les images les plus affreuses se présentoient continuellement à moi ; le peu de momens que l'accablement me forçoit de donner au sommeil, en étoient troublés ; je me réveillois hors de moi-même, & toujours baigné dans mes larmes ; je ne pouvois rien dans ma prison, je ne pouvois même instruire mon pere, qui ne nous auroit pas abandonné.

Je fis plusieurs tentatives pour me sauver, aucune ne réussit ; il est vrai que cette occupation étoit une espéce d'adoucissement à ma peine, & que les heures que j'employois à détacher les pierres du mur, ou à ébranler le fer qui tenoit à mes fenêtres, étoient moins difficiles à passer, mais le peu de succès de mon travail me rejettoit ensuite dans un nouveau désespoir ; je sentois que je ne pouvois plus en supporter la violence, quand les nouvelles qui arriverent d'Ecosse, changerent la face de mes affaires.

La même politique qui avoit fait desirer au Roi d'unir les principales familles d'Angleterre & d'Ecosse, en avoit détourné les Ecossois, toujours occupés du dessein de secouer le joug des Anglois. Mademoiselle d'Hamilton qui m'étoit destinée, venoit d'être mariée à Milord Barclay, le plus grand Partisan de la liberté Ecossoise. Mon pere saisit cette occasion pour demander ma liberté, il ne l'obtint cependant qu'avec beaucoup de peine, & qu'après s'être engagé que je suivrois le Roi

Nouvelle historique. 101

en France, où la rupture de la Trêve entre les deux Couronnes l'obligeoit de passer, & qu'il resteroit en Angleterre, où il seroit gardé luimême, jusqu'à ce que j'eusse prouvé par mes actions, que je n'avois aucunes liaisons contraires au bien de l'Etat.

Si-tôt que je fus libre, mon premier soin fut de faire chercher le Soldat, qui m'avoit rendu la lettre, & qui ne s'étoit plus montré. Ce soin fut inutile, on me dit qu'il étoit du nombre des troupes qu'on avoit embarquées pour envoyer en France. Edouard s'embarqua bientôt après, & me fit embarquer avec lui. C'est par vos services, me dit-il, que vous pouvez effacer les impressions, que l'on m'a données de votre fidélité. N'esperez pas que je vous accorde la permission de prendre une alliance avec mes ennemis; il faut ranger votre maîtresse au nombre de mes Sujets; voilà un moyen d'obtenir un consentement, que je n vous accorderai qu'à ce prix.

Nous débarquâmes sur les côtes de la Picardie. J'envoyai un homme à Calais, avec des lettres pour Madame d'Arondel, je lui avois donné toutes les instructions nécessaires pour s'introduire dans la Place. J'attendois son retour avec la plus extrême impatience. Les nouvelles qu'il devoit m'apporter décidoient de plus que de ma vie; mais ces nouvelles si attendues, & si ardemment desirées, ne vinrent point ; j'envoyai successivement plusieurs de mes gens, aucun ne parut, & j'ignore encore quel est leur sort.

Il ne me resta d'espérance que dans les succès de la guerre ; je m'y portai avec tant d'ardeur, & pour avancer nos conquêtes, je fis des actions si téméraires, & où je m'exposois si visiblement, que le Roi fut forcé de me rendre sa confiance. Tout mon espoir étoit de faire le Siége de Calais ; la victoire que nous avons remportée, nous en

Nouvelle historique.

en a ouvert le chemin, mais le Siége peut-être long, M. de Vienne paroît disposé à défendre sa Place jusqu'à la derniére extrêmité ; & ce que j'ai appris deux jours avant la bataille, ne me permet pas d'en attendre l'événement, & m'oblige à vous demander un prompt secours.

Un Prisonnier qui avoit été pris par nos gens, se fit conduire dans ma tente; je le reconnus pour un nommé Saint-Val, principal Domestique de Madame de Mailly; je ne puis vous dire le trouble que cette vûe excita en moi, je n'avois pas la force de lui faire des questions, il les prévint, & après m'avoir prié de faire retirer ceux qui l'avoient introduit,

On a voulu, Seigneur, me dit-il, se servir de moi pour la plus noire trahison, je m'y suis prêté pour être à portée de vous en avertir. Madame de Mailly, instruite que vous voulez vous marier en France, & que c'est pour cela que vous avez resisté à la volonté d'Edouard, n'a pas douté que vous n'ayez pris des engagemens avec Mademoiselle de Mailly. Pour empêcher ce mariage, qu'elle ne sauroit souffrir, elle m'a donné la commission de m'introduire auprès de vous, sous le prétexte des services que j'ai rendus à Mademoiselle de Mailly, pour mettre au monde un enfant, dont je dois vous supposer le pere, & le hazard a si bien servi sa malice, qu'elle est en état de produire des preuves, qui, toutes fausses qu'elles sont, peuvent paroître convainquantes contre Mademoiselle de Mailly. L'obligation que l'on m'a imposée de garder le secret, doit céder à celle de secourir l'innocence qu'on veut opprimer ; & je crois que mon honneur & ma conscience me font également un devoir de vous dévoiler ce mystére.

Il y a environ deux ans

que Mademoiselle de Roye, dont ma mere avoit été la Gouvernante, me fit dire qu'elle avoit à me parler; l'état où je la vis auroit attendri l'ame la plus barbare. Elle répandoit des torrens de larmes, je fus long-temps sans pouvoir lui arracher une parole, elle me dit enfin, au travers de mille sanglots, qu'elle remettoit sa vie & son honneur entre mes mains, qu'elle étoit grosse. Sa douleur ne lui permit pas de m'en dire davantage, & j'en avois tant de pitié, que je ne songeai qu'à la plaindre & à la soulager.

Il me paroiſſoit important de connoître le complice de ſa faute ; mais je ne pûs jamais l'obliger à m'en faire l'aveu. Son nom eſt inutile, me dit-elle en verſant de nouvelles larmes, je ſuis la ſeule coupable. La grace que je vous demande encore, c'eſt d'avoir ſoin de mon enfant. Si je meurs vous ſerez inſtruit par un billet que je vous laiſſerai, de celui à qui vous devez le remettre.

L'attachement que je conservois pour la mémoire de mon ancien maître, dont Mademoiselle de Roye étoit la niéce, l'embarras où je me trouvois, l'opinion que j'avois conçue de la prudence de Madame de Mailly, l'intérêt qu'elle avoit elle-même de cacher cette triste avanture, me firent penser que je ne pouvois rien faire de mieux, que de m'ouvrir à elle.

J'eus lieu de m'applaudir

du parti que j'avois pris. Elle convint avec moi que lorsque le temps des couches seroit proche, elle meneroit M. de Mailly & Mademoiselle sa fille, à une Terre qui lui appartenoit, & que pour ne point donner de soupçon dans le Couvent, j'irois chercher Mademoiselle de Roye de la part de sa tante; que je la conduirois dans la maison de M. de Mailly, où il n'y auroit aucun domestique que ma femme & moi; que ma femme qui

Nouvelle hiſtorique.
qui eſt au ſervice de Mademoiſelle de Mailly, lui demanderoit ſous quelque prétexte la permiſſion de reſter quelques jours à Calais. Madame de Mailly me dit encore qu'il falloit que Mademoiſelle de Roye enſevélît ſa honte dans le Cloître, & que je devois l'y diſpoſer.

Les choſes s'executerent de la façon dont Madame de Mailly l'avoit réglé. Mademoiſelle de Roye fut menée chez M. de Mailly où elle accoucha dans la chambre de Mademoiselle de Mailly même. Le péril où elle étoit nous parut si grand, & ma femme étoit si peu propre à lui donner les secours convenables, qu'il fallut qu'elle allât au milieu de la nuit chercher une femme du métier.

Depuis que M. d'Arondel avoit commencé de parler, M. de Châlons, agité de mille passions, l'auroit interrompu cent fois, si le desir d'être plus pleinement éclairci n'a-

Nouvelle historique.
voit retenu son impatience; mais n'étant plus alors son maître, & embrassant M. d'Arondel, & lui serrant les mains de la maniére la plus tendre: Vous me rendez la vie une seconde fois, lui dit-il. Que dis-je! Vous me donnez plus que la vie. Quoi! Mademoiselle de Roye est votre femme; elle est mere de cet enenfant qui m'a rendu si malheureux & si criminel. Oui, j'aurois dû en démentir mes yeux; mes indignes soupçons ne méritent point de grace,

& moi-même je ne me les pardonnerai jamais.

M. de Châlons étoit si pénétré de son sentiment, il parloit avec tant de passion, qu'il ne pouvoit s'apercevoir de la surprise où il jettoit Monsieur d'Arondel. Je vous demande pardon, lui dit-il après ce premier transport, de vous avoir interrompu. Achevez, s'il vous plaît, de m'instruire; & avant toutes choses, souffrez que j'ordonne que l'on cherche l'enfant & la femme que vous m'envoyâtes. J'espére qu'ils aideront à m'acquitter d'une partie de ce que je vous dois.

Que me faites-vous envisager, s'écria M. d'Arondel ? Seroit-il possible...... Non, cela ne peut être. Je conçois trop légerement des espérances, dont ma mauvaise fortune devroit m'avoir désaccoutumé. Ne craignez point de vous y livrer, répondit M. de Châlons ; & pendant qu'on éxécutera l'ordre que je viens de donner,

118 *Le Siége de Calais,* achevez de me dire ce que vous jugez que je dois savoir.

Je ne suis plus en état de vous parler, repliqua M. d'Arondel, ayez pitié de mon trouble; daignez m'éclaircir. Vous le ferez dans le moment, dit M. de Châlons en voyant entrer la femme qu'il avoit envoyé chercher. La nature est-elle muette, poursuivit-il en prenant l'enfant des bras de sa nourrice, & en le mettant dans ceux de M. d'Arondel? Ne vous dit-elle rien pour ce fils? Je vous le rens, ajouta-t-il, avec autant & plus de joie, que vous n'en avez vous-même de le recevoir. Il lui conta alors comment le hazard l'avoit mis en sa puissance. Monsieur d'Arondel l'écoutoit les yeux toujours attachés sur son fils qu'il serroit entre ses bras, & qu'il mouilloit de quelques larmes, que la joie & la tendresse faisoient couler. Je reconnois, disoit-il, les traits de sa mere; voilà sa phisionomie, voilà cette douceur aimable qui régne sur son visage, voilà ses graces. Ces discours étoient accompagnés de mille caresses, qu'il ne cessoit de prodiguer à ce fils si chéri & si heureusement retrouvé. Il sembloit que cet enfant, inspiré par la nature, reconnût aussi son pere. Il s'attachoit à lui, il ne pouvoit plus le quitter, il lui soûrioit, il vouloit lui parler.

M. de Châlons contemploit ce spectacle avec un plaisir, que la situation agréable où il étoit lui-même, lui rendoit plus fenfible. Je vous demanderois pardon de mes foibleffes, lui dit M. d'Arondel; mais vous êtes trop honnête homme pour n'en être pas fufceptible auffi. J'éprouve dans ce moment, que les fentimens de la nature ne le cedent pas à ceux de l'amour. Hélas! pourfuivit-il en embraffant encore fon fils, fa malheureufe mere pleure fa perte. Tandis que mon cœur fe livre à la joie, elle eft plongée dans le plus affreux dél'espoir ; elle se repent peut-être de m'avoir aimé.

L'attachement que vous avez pour Mademoiselle de Mailly, & dont je suis informé, dit-il à M. de Châlons (après avoir fait signe à ceux qui étoient dans la chambre de sortir) demande de vous les mêmes choses, que vous demande l'amitié que vous avez pour moi. Voyez Mlle de Mailly pour son intérêt, pour celui de Madame d'Arondel, & pour le mien. Instruisez-la des artifices de sa belle-mere, & de ce qu'elle doit en craindre; réveillez son amitié pour Madame d'Arondel, & ses bontés pour moi; obtenez d'elle qu'elle apprenne à ma femme que son fils est retrouvé, que je n'attens que la fin du siége pour déclarer mon mariage, pour me joindre à elle, & ne m'en séparer jamais. Je tremble que la perte de son fils, & la crainte d'être abandonnée, ne la déterminent à se lier par des vœux; que sai-je même si, contre sa volonté, elle n'y sera pas forcée par la malice de Madame de Mailly ; que sai-je enfin ce que produira la douleur, dont elle est accablée depuis si long-temps. Je ne puis y penser sans frémir.

Je suis prêt à faire ce que vous voulez, lui dit M. de Châlons, qui vit qu'il n'avoit plus la force de parler; mais vous n'étes pas informé de mes dernieres avantures. Je vous avoue, repliqua-t-il, que ce que j'apprenois de Madame d'Arondel, me touchoit trop fenfiblement, pour me laiffer la liberté de faire des queftions étrangéres.

M. de Châlons lui conta alors le plus fuccinctement qui lui fut poffible, fon combat avec M. du Boulay, & les fuites de ce combat. Je crois, ajouta-t-il, qu'il faudroit que je pûffe raifonner avec Saint-Val. L'aveu qu'il vous a fait, prouve en lui des fentimens de probité & d'honneur, qui nous affurent de fa fidélité. Je le penfe comme vous, répondit M.

d'Arondel; je vais vous l'envoyer, & écrire à Madame d'Arondel; pourvû que ma lettre puisse lui être remise, je m'assure qu'elle ne fera rien contre moi.

De retour chez lui, il fit conduire Saint-Val chez M. de Châlons. M. d'Arondel vous a appris qui je suis, lui dit M. de Châlons, & vous a assuré que vous pouvez prendre une entiere confiance en moi. Oui, Seigneur, répondit Saint-Val. L'heureuse avanture qui lui a rendu son fils, marque la protection particuliére du ciel sur Mademoiselle de Mailly, dont l'innocence auroit pû vous être toujours suspecte. Ne parlons point d'une chose, repliqua M. de Châlons, qui me cause le plus vif repentir, & dont je vous prie de perdre à jamais le souvenir. Ce repentir seroit encore plus grand, dit Saint-Val, si vous étiez instruit de tout ce que Mademoiselle de Mailly a fait pour vous. De grace, mon cher Saint-Val,

repliqua M. de Châlons d'u-
maniere affectueufe & prefque fuppliante, informez-
moi de ce qui peut avoir le
moindre rapport à elle.

Il faut, Seigneur, pour
vous fatisfaire, répondit
Saint-Val, rappeller le temps
où M. de Mailly avoit pris
des engagemens avec vous.
Son mariage avec Madame
du Boulay, lui donna d'autres vûes; mais quelque grand
que fût le crédit de Madame du Boulay fur l'efprit de
M. de Mailly, il ne put refufer

fuser à Mademoiselle de Mailly le temps, qu'elle demandoit pour tâcher de vous oublier. Le mariage de Monsieur son pere se fit tout seul, & Mademoiselle de Mailly n'eut pendant quelque temps d'autre peine, que celle de ne conserver aucun commerce avec vous.

M. d'Arondel vint à Calais à peu près dans ce temps-là. Ce qu'il a été obligé de m'avouer des sentimens de Madame de Mailly pour lui, de la jalousie qu'elle conçut pour sa belle-fille, me donnent l'intelligence d'une conduite, dont jusqu'ici je n'avois pû comprendre les motifs. Mademoiselle de Mailly eut mille persécutions à essuyer pour épouser M. du Boulay, & elles augmentérent lorsque vous eûtes enlevé Mademoiselle de Liancourt.

Mademoiselle de Mailly ne pouvoit plus alors opposer à la volonté de son pere, l'inclination qu'elle conservoit pour vous. Sa résistance fut mise sur le compte de M. d'Arondel. M. du Boulay inspiré par sa mere, tourna toute sa jalousie contre lui; & je ne sai s'il ne vous prit point pour quelqu'un qui lui appartenoit, quand il vous attaqua lui troisiéme sous les fenêtres de Mademoiselle de Mailly. Votre valeur vous délivra de ces indignes assassins. M. du Boulay vous reconnut, lorsque vous lui fîtes rendre son épée, & vécut encore assez pour exciter contre vous &

contre Mlle de Mailly un violent orage.

Madame de Mailly, à la vûe de son fils couvert de sang & de blessures, n'écouta que son désespoir & sa rage. C'est vous, dit-elle à M. de Mailly, qui avez causé mon malheur. Ce sont les promesses que vous m'avez faites, & que vous n'avez pas eû la force de remplir, qui ont allumé la passion de mon malheureux fils; il ne manque plus pour achever de me percer le cœur, que de voir son meurtrier devenir votre gendre. Oui, vous aurez cette foiblesse, votre fille peut tout sur vous, & je ne puis rien.

M. de Mailly aimoit sa femme. L'état où il la voyoit, animoit sa tendresse. Madame de Mailly profita de ce moment pour faire approuver ses desseins. Vous aviez, disoit-elle, assassiné son fils, elle en avoit toutes les preuves, il falloit en tirer une vengeance éclatante, il falloit vous faire périr d'une mort ignominieuse.

Quel que soit son ascendant sur l'esprit de M. de Mailly, elle ne put l'engager à des projets si odieux ; par complaisance pour lui, elle parut y renoncer, à condition cependant que Mademoiselle de Mailly épouseroit M. du Boulay dans l'état où il étoit. Il faut, disoit-elle, qu'elle prenne la qualité de sa femme, pour m'assurer qu'elle ne sera jamais celle de son meurtrier. De plus, M. du Boulay desiroit ce mariage avec tant d'ardeur, que ce feroit peut-être un moyen de lui fauver la vie.

Séduit par ſes careſſes & ſes artifices, M. de Mailly ſe détermina à faire à ſa fille cette étrange propoſition. Elle répondit à ſon pere avec tant de force & de courage, & cependant avec tant de reſpect & de tendreſſe, qu'il ſe vit forcé à lui tout déclarer. Madame de Mailly, lui dit-elle, devroit être raſſurée par ce même enlévement de Mademoiſelle de Liancourt, dont elle veut se servir contre M. de Châlons. Mais si cette raison ne lui suffit pas, j'engage ma parole de n'épouser jamais M. de Châlons, & je vous l'engage à vous, mon pere, à qui rien dans le monde ne seroit assez puissant pour me faire manquer.

Ce n'étoit pas assez pour Madame de Mailly, qui vous craignoit encore moins que M. d'Arondel, & qui vouloit acquérir une autorité entiére sur Mademoiselle de de Mailly. Elle renouvelloit ses menaces, elle insistoit pour le mariage. Mademoiselle de Mailly auroit préféré la mort ; mais elle trembloit pour vous, elle connoissoit la foiblesse de son pere, & je ne sais ce qui en seroit arrivé, si M. du Boulay avoit vêcu encore quelque temps.

Forcée d'abandonner ce projet, Madame de Mailly forma celui dont j'ai été chargé. Elle espéroit par-là satisfaire également sa haine

& sa vengeance; car, Seigneur, j'avois ordre de faire tomber sur vous tous les soupçons de M. d'Arondel, de lui inspirer de vous voir l'épée à la main, de l'engager à faire un éclat, qui perdît Mademoiselle de Mailly d'honneur, & qui vous donnât à vous-même le plus profond mépris pour elle.

Quelle horreur ! s'écria M. de Châlons : A quoi Mademoiselle de Mailly n'est-elle pas exposée! S'il ne falloit que ma vie j'irois la sa-

crifier à la haine de mon ennemie, aussi-bien ne la con-
serverai-je pas long-temps;
s'il faut que je perde toute
espérance. Mais Madame de
Mailly me hait bien moins,
qu'elle ne hait Mademoi-
selle de Mailly; peut-être
même ne me hait-elle, que
pour avoir le droit de la haïr.
Que ferons-nous, mon cher
Saint-Val? Comment ap-
prendre à Mademoiselle de
Mailly les noirceurs que l'on
avoit préparées contre elle,
& dont il est si important

qu'elle soit informée ? Comment la faire revenir des funestes engagemens qu'elle a pris contre moi ? Comment remplir auprès de Madame d'Arondel, les intentions de son mari ?

En vérité, Seigneur, lui dit Saint-Val, j'y suis bien embarrassé ; la façon dont j'ai executé les ordres de Madame de Mailly, ne me permet pas de me montrer chez elle, d'ailleurs il n'est plus possible de pénétrer dans Calais.

M. de Châlons sentoit toutes ces difficultés. Saint-Val n'avoit point de motif assez pressant pour entreprendre de les surmonter, il falloit pour cela une passion aussi vive, que celle dont M. de Châlons étoit animé. Après avoir examiné tous les moyens, il se détermina d'aller joindre le Comte de Canaple, qui cherchoit à profiter des circonstances pour ravitailler Calais.

M. d'Arondel convint avec M. de Châlons, qu'afin qu'il

fût plus maître de ses démarches, on laisseroit subsister l'opinion où l'on étoit, qu'il avoit péri à la bataille de Crecy, & il les conduisit, lui & Saint-Val par de là les lignes du Camp, d'où ils allerent avec la plus grande diligence possible à celui des François.

Fin de la troisiéme Partie.

LE SIÉGE DE CALAIS.

NOUVELLE HISTORIQUE.

QUATRIE'ME & derniére PARTIE.

MONSIEUR de Canaple étoit parti depuis quelques jours pour l'execution d'un deffein, qu'il n'avoit communiqué à perfonne. Ce contre-temps défefpéroit M. de Châlons : il tenta plufieurs fois de fe jetter dans Calais. L'envie de réuſſir ne lui laiſſoit conſulter que ſon courage. Il agiſſoit avec ſi peu de précaution, qu'il penſa pluſieurs fois retomber dans les mains des Anglois. Les bleſſures qu'il reçut le forcerent à ſuſpendre ſes entrepriſes. Pendant qu'il étoit retenu malgré lui dans ſon lit, & que ſes inquiétudes retardoient encore ſa guériſon, M. de Canaple executoit heureuſement ſon projet.

Calais, malgré les ſoins

& les précautions de M. de Vienne, souffroit déjà les horreurs de la plus affreuse famine, tout y manquoit, & les gens de la plus haute qualité n'avoient sur cela aucun privilége. Le Gouverneur, pour donner des exemples de courage & de patience, ne permettoit aucune distinction pour sa Maison, & ceux qui la composoient, étoient les plus exposés à la calamnité publique.

La Ville étoit bloquée du côté de la terre. La Flotte

Angloise défendoit l'entrée du Port. Ces difficultés auroient paru insurmontables à tout autre qu'au Comte de Canaple ; mais le desir de rendre à sa Patrie un service signalé, & de sauver ce qu'il aimoit, lui rendoit tout possible.

La voie de la mer, quelque difficile qu'elle fût, étoit la plus praticable. Il fit chercher à Abbeville deux hommes hardis, nommés Marante & Mestriel, qui connoissoient parfaitement la côte, & à qui la vûe de la récompense fit disparoître le péril. Les coffres du Roi étant épuisés, M. de Canaple fit cette entreprise au dépens d'une partie de son bien. Il se mit lui-même avec ces deux hommes dans une barque, & conduisit des munitions à Calais.

Comme cette manœuvre devoit être repetée plusieurs fois, il n'entra pas d'abord dans la Ville. Mais en envoyant ces munitions à M. de Vienne, il lui fit dire qu'elles étoient principalement destinées pour lui, & pour Madame de Granson. Il le fit prier aussi d'en faire part à Mademoiselle de Mailly ; l'estime & l'amitié qu'il avoit pour elle, ne lui permettoient pas de l'oublier.

Ce secours arrivé dans un temps où les besoins étoient si pressans, fut reçû de M. de Vienne avec autant de joie que de reconnoissance. Il alla porter cette agréable nouvelle à sa fille, elle étoit toujours plongée dans une profonde mélancolie, à laquelle les calamités publiques n'auroient presque rien ajouté, sans l'intérêt de son pere.

L'outrage que le Comte de Canaple lui avoit fait, les services qu'il lui avoit rendus, la tendresse qu'elle ne pouvoit s'empêcher d'avoir pour lui, l'amour dont elle le soupçonnoit pour Mademoiselle de Mailly, toutes ces différentes pensées l'occupoient tour à tour, & ne la laissoient pas un seul moment d'accord avec elle-même. Il n'étoit cependant pas possible que ce que le Comte de Canaple venoit de faire, ne lui causât un sentiment de plaisir, & qu'elle ne sentît la part qu'elle y avoit. Mais ce plaisir fut suivi d'une douleur mêlée de honte, quand elle apprit que Mademoiselle de Mailly partageoit les secours qu'on lui donnoit. Ce seroit peu de les partager, disoit-elle, c'est à elle que je les dois, & la fortune qui me persecute avec tant de cruauté, m'expose à cette nouvelle humiliation.

Ces pensées ne la disposoient pas à recevoir favorablement le Comte de Canaple ; il crut, après avoir fourni aux nécessités les plus pressantes de la Ville, pouvoir s'y arrêter quelques jours. L'état de liberté où Madame de Granson étoit alors, ce qu'il faisoit pour elle, lui donnoient une espérance, que la vivacité de sa passion augmentoit encore par le besoin qu'elle lui donnoit d'espérer. Tout cela le déterminoit à chercher à la voir, & à lui parler. M. de Vienne le mena avec empressement dans l'apartement de sa fille.

Aidez-moi, lui dit-il, à m'acquitter envers ce héros. Notre reconnoissance, repliqua-t-elle d'un ton froid & sans regarder le Comte de Canaple, payeroit mal Monsieur, il attend un prix plus glorieux de ce qu'il a fait. M. de Canaple, que l'accueil l'accueil de Madame de Granson avoit glacé, demeuroit sans réponse, & pressé d'un mouvement de dépit, il avoit une sorte d'impatience d'être hors d'un lieu, où il avoit si ardemment desiré de se trouver.

Les Députés de la Ville qui demanderent à le voir, lui fournissoient le prétexte dont il avoit besoin pour s'éloigner, si M. de Vienne, persuadé que sa présence & celle de sa fille, ajouteroit quelque chose de plus flat-

Le Siége de Calais,
teur aux honneurs qu'on lui rendoit, n'eût ordonné de faire entrer les Députés.

Le Comte de Canaple les reçut avec un air de satisfaction qu'il empruntoit de son dépit. C'étoit une vengeance qu'il exerçoit contre Madame de Granson, à qui la reconnoissance publique reprochoit son insensibilité, & son ingratitude.

Un Gentilhomme de Mademoiselle de Mailly, du nombre des Députés, avoit ordre de remercier en particulier le Comte de Canaple. Mademoiselle de Mailly, Seigneur, ajouta-t-il lorsqu'il eut rempli sa commission, vous prie de la voir aujourd'hui, s'il vous est possible. Ce sera tout-à-l'heure, répondit-il assez haut pour être entendu de Madame de Granson, & s'acquittant tout de suite de ce qu'il devoit aux Députés, il sortit avec eux. M. de Vienne le laissa en liberté de faire une visite, où il croyoit que les témoins lui seroient importuns ; & alla,

Le Siége de Calais, suivant sa coutume, visiter les différens quartiers de la Ville.

Madame de Granson avoit besoin de la solitude où on la laissoit, elle ne pouvoit plus soutenir la contrainte qu'elle s'étoit faite. A peine fut-elle seule, qu'elle entra dans un cabinet où elle s'enferma, & se jettant sur un lit de repos, elle s'abandonna toute entiére à sa douleur. Ce qu'elle venoit de voir, ce qu'elle venoit d'entendre, l'air satisfait que le Comte de Canaple avoit affecté, ne lui laiſſoient aucun doute ſur la paſſion, dont elle le croyoit occupé.

Que ferai-je ! diſoit-elle. M'expoſerai-je à le voir revenir avec cette joie qui inſulte à ma honte ! Recevrai-je des ſoins & des reſpects, qu'il ne me rend que parce qu'il ma offenſée ! Plus il cherche à réparer, plus il croit le devoir, plus il m'avertit de ce que je dois penſer moi-même ! Que fais-je encore, ſi un ſentiment délicat pour ce qu'il aime, si le desir de s'en rendre plus digne, n'est pas le seul motif qui lui fait chercher à être moins coupable avec moi! Peut-être n'ai-je d'autre part à ses démarches, que d'être le jouet de sa fausse vertu, après l'avoir été de son caprice!

Malgré cette pensée, malgré le ressentiment qu'elle lui causoit, elle ne pouvoit s'empêcher de compter le temps, que le Comte de Canaple passoit avec Made-

Nouvelle historique. 159
moiselle de Mailly. Son imagination lui représentoit la douceur de leur entretien, & lui en faisoit une peinture désespérante. Elle le voyoit à ses genoux, elle la voyoit s'applaudir que la Ville dût sa conservation au courage de son amant, & à la tendresse qu'il avoit pour elle. Qu'elle est heureuse! disoit-elle, elle peut aimer, elle le doit, & moi je dois haïr; & je suis assez lâche & assez malheureuse pour avoir peine à le vouloir! S'il étoit tel

que lorsque je l'ai connu !
S'il ne m'avoit point offensée ! S'il n'aimoit rien.....
Mais il m'a offensée ! Mais il
aime !

Tandis que Madame de
Granson s'affligeoit de la
joie & des triomphes de Mademoiselle de Mailly, M. de
Canaple voyoit couler les
larmes qu'elle donnoit à la
mort de M. de Châlons, &
n'avoit plus la force de lui
laisser des espérances, qui lui
paroissoient alors absolument fausses. Quoi ! lui di-
soit-

Nouvelle historique. 161
soit-elle, je n'ai plus de ressource, il est donc certain qu'il a péri ! Hélas ! du moins s'il avoit pû savoir tout ce qu'il m'a coûté, s'il savoit que je ne renonçois à lui que pour lui-même ! Nous n'aurions jamais été l'un à l'autre s'il avoit vêcu, mais il vivroit, & il auroit vû que je n'aurois jamais été à personne. Vous étes attendri, dit-elle au Comte de Canaple, vous regrettez encore un ami que vous aimiez. Vous vous consolerez, ajouta-

t-elle, l'amitié se console ; & je ne me consolerai jamais. Mon parti est pris, j'irai m'enfermer dans un lieu où je pleurerai seule, & où je m'assurerai de pleurer éternellement.

L'attachement que vous avez pour Monsieur votre pere, lui dit le Comte de Canaple, mettra obstacle à votre résolution, & me rassure contre cet effet de votre douleur. Hélas ! reprit-elle, il a causé tout mon malheur, je ne le lui reproche pas, il a été foible, & ne l'est-on pas toujours quand on aime ! Que sai-je moi-même de quoi j'aurois été capable, si j'avois eû un amant moins vertueux, mon cœur étoit entre ses mains !

M. de Canaple admiroit une façon de penser si raisonnable, & si peu ordinaire. Il s'affligeoit avec Mademoiselle de Mailly de la perte qu'elle pensoit avoir faite, & s'affligeoit aussi de ses propres maux. Croire être haï de ce qu'on aime, est une douleur peut-être plus insupportable, que d'en pleurer la mort.

Les principaux Habitans de Calais qui l'avoient accompagné, l'attendoient pour le reconduire chez M. de Vienne. Sa marche qui étoit une espéce de petit triomphe, fut interrompue par un Habitant, nommé Eustache de S. Pierre, dont l'état ne paroissoit pas au-dessus de celui d'un simple Bourgeois; & qui, après avoir percé la foule, vint embrasser le Comte de Canaple. Vous m'étes donc rendu, mon cher fils, lui disoit-il, le Ciel a été touché de mes larmes, je vous revoi, & vous étes le Libérateur de notre Patrie. Quel pere, après avoir été si misérable, a jamais été si fortuné !

L'étonnement de M. de Canaple, qui ne comprenoit rien à cette avanture, donna le temps à ce bon-homme, vénérable par ses cheveux blancs, de l'examiner plus à loisir, & se prosternant presque à ses piéds. Je vous demande pardon, Monseigneur, lui dit-il, une assez grande ressemblance a causé le manque de respect, où je viens de tomber. Je ne le vois que trop, vous n'êtes point mon fils, je vous prie d'oublier que je vous ai donné un nom si peu digne de vous. Hélas ! ce moment vient de rouvrir des playes, que le temps commençoit à fermer.

Le Comte de Canaple touché de son affliction le

releva avec bonté, & l'embrassa comme s'il avoit été véritablement son pere. Ne vous repentez point, lui dit-il, de m'avoir appellé votre fils, je veux à l'avenir vous en tenir lieu ; la nature n'aura pas mis en vain cette ressemblance entre-nous, & l'embrassant de nouveau, il le congédia, & alla rejoindre M. de Vienne.

Madame de Granson ne parut point le reste de la journée ; cette continuation de rigueur désespéroit le

Comte de Canaple. Il la trouvoit si injuste, les services qu'il rendoit, si mal payés, qu'il y avoit des momens où il se repentoit presque de tout ce qu'il avoit fait, & où il formoit la résolution de fuir Madame de Granson pour jamais.

Sans avoir déterminé ce qu'il devoit faire, il partit de Calais. Mais le véritable amour se range toujours du parti de l'objet aimé. M. de Canaple se jugea bien-tôt coupable de l'injustice, dont il accusoit Madame de Granson ; il trouvoit des raisons pour justifier la conduite qu'elle avoit alors, si différente de celle qu'elle avoit eûe à Paris. La présence de son mari l'avoit obligée à des ménagemens qui n'étoient plus nécessaires, & elle pouvoit en liberté se livrer à toute son indignation. Plus la mort de son mari l'avoit attendrie pour lui, plus elle devoit sentir l'injure qui lui avoit été faite.

A mesure que le dépit s'é-

170 *Le Siége de Calais,* reignoit dans l'ame de M. de Canaple, il reprenoit le defir d'approvifionner Calais. Ce qu'il avoit déjà fait l'engageoit à faire davantage. L'amour de fa propre gloire demandoit de lui ce que fon amour pour Madame de Granfon ordonnoit.

Les momens étoient précieux, les Anglois pouvoient découvrir la manœuvre & y mettre obftacle. Les Matelots eurent ordre de préparer les petits bâtimens; une tempête furieuse s'éleva dans le temps qu'il fallut s'embarquer, les deux Matelots représentèrent en vain au Comte de Canaple la grandeur du péril ; la tempête, loin de le rebuter, lui donnoit au contraire une nouvelle assurance de se dérober à la Flote ennemie.

Pendant vingt-quatre heures que dura le trajet, ils furent cent fois prêts d'être submergés ; & lorsqu'après des peines infinies, ils eurent le bonheur d'aborder à Calais, les provisions se trouveren[t] presque toutes gâtées pa[r] l'eau de la mer; les bâtimen[s] avoient besoin d'être repa[-]rés pour pouvoir être remi[s] à la mer. Pendant qu'on [y] travailloit, le Roi d'Angle[-]terre averti qu'il étoit entr[é] des munitions dans la Place[,] fit construire le long de l[a] côte, plusieurs fortins qui e[n] défendoient l'entrée, & l[a] sortie. Il ne fut plus possibl[e] à M. de Canaple de suivre son projet; enfermé dans l[a] Ville, hors d'état désor[-]

Nouvelle historique. 173
nais de secourir Madame de Granson, il ne lui resta que l'espérance de mourir du moins en la défendant.

M. de Mailly, dont la maison étoit voisine de la principale attaque, avoit demandé à M. de Vienne de le recevoir dans le Château, & M. de Canaple se trouva logé avec Mademoiselle de Mailly. Malgré l'éloignement que Madame de Granson avoit pour elle, il étoit impossible qu'elles ne se vissent souvent. La tristesse où

Mademoiselle de Mailly étoit plongée, convenoit au sentiment que Madame de Granson lui supposoit, & la confirmoit dans son opinion.

Mais cette tristesse étoit toujours la même, la présence de M. de Canaple laissoit Mademoiselle de Mailly comme elle l'avoit trouvée; nul changement en elle, nul empressement de la part de l'un ni de l'autre de se voir, & de se chercher; enfin rien de tout ce qui marque l'a-

Nouvelle historique. 175
mour, & qui le fait si sûrement reconnoître. Madame de Granson faisoit toutes ces remarques & sans le vouloir, elle en traitoit moins mal M. de Canaple ; elle l'évitoit pourtant toujours avec le même soin, mais non pas tout-à-fait avec la même disposition.

Cependant le découragement étoit général dans Calais, les plus braves n'avoient plus la force de faire usage d'une bravoure, qui ne pouvoit que reculer de quelques jours leur perte ; il ne reſtoit d'eſpérance que dans les efforts que Philippe ſe diſpoſoit à faire pour attaquer le camp des Anglois. Edouard, averti de ſes deſſeins, ajoutoit de nouvelles fortifications à ſon camp.

M. d'Arondel eut ordre de marcher vers Heſdin, pour obſerver l'Armée de Philippe. Il fallut obéïr, quelque peine qu'il eût de s'éloigner, ſans être inſtruit du ſort de Madame d'Arondel, dont M. de Châlons qu'il

Nouvelle historique.

qu'il croyoit dans Calais, pouvoit à tous momens lui donner des nouvelles. Son fils, encore entre les mains des femmes, n'étoit pas en état de le suivre, & il sentoit vivement cette privation. Les soins qu'il prenoit de cet enfant, satisfaisoient en quelque sorte sa tendresse pour la mere. C'étoit à elle que s'adressoient les caresses qu'il lui faisoit, & il croyoit en recevoir de la mere, quand il en recevoit de son enfant. Seulement il se reprochoit quelquefois de goûter des douceurs, qu'il ne partageoit pas avec elle.

Après avoir mis auprès de ce fils ceux de ses domestiques, en qui il avoit le plus de confiance, il marcha à la tête d'un corps de quatre mille hommes. Philippe étoit parti d'Amiens, où il avoit assemblé son Armée, & s'étoit avancé jusqu'à Sangate, il envoya de-là les Maréchaux de S. Venant & de Beaujeu, reconnoître le camp des Anglois, & sur

Nouvelle historique. 179
leur rapport l'ayant jugé inattaquable, il fit offrir la bataille au Roi d'Angleterre qui la refusa. N'ayant plus aucun moyen de secourir Calais, il se vit forcé de se retirer.

M. d'Arondel donna avec sa petite troupe sur l'arriére-garde de l'Armée Françoise, enleva une partie du bagage, & fit plusieurs prisonniers. Cette expédition finie, il reprit le chemin du camp d'Edouard.

Un jour qu'il avoit campé dans une plaine à l'entrée

d'un bois, on vint l'avertir que quelques soldats tentés par le butin, avoient entrepris de forcer une maison Religieuse, située au milieu de ce bois. Il y accourut aussi-tôt; sa présence fit cesser le désordre presque dans le moment qu'il avoit commencé; mais il fallut plus de temps pour rassurer des filles, que l'habitude de vivre dans la solitude, & dans la retraite, rendoit encore plus susceptibles de frayeur.

La porte de la maison qui

Nouvelle historique. 181

avoit été forcée, donnoit à M. d'Arondel la liberté d'y entrer. Les Religieuses empressées de lui marquer leur reconnoissance, le menerent dans un très-grand enclos qui fournissoit à leur nourriture, & qui servoit à leur promenade.

En passant sur un petit pont rustique pour traverser un ruisseau, il vit du côté où il alloit, une personne assise sur une pierre, dont la rêverie étoit si profonde, qu'elle ne s'aperçut que l'on venoit à elle, que lorsqu'on en fut proche. Sans regarder ceux qui s'avançoient, elle se leva pour s'éloigner. Mais M. d'Arondel l'avoit assez vûe pour aller à elle, & la prendre entre ses bras, avec les plus vifs transports de l'amour.

Reconnoissez-moi, ma chere Amélie, lui disoit-il, voyez celui que vous fuyez, c'est moi, c'est un mari qui vous adore, que votre perte faisoit mourir de douleur. La surprise, le trouble & la joie de Madame d'Arondel faillirent à lui coûter la vie, elle resta sans connoissance dans les bras de son mari.

A la vûe de cet accident, M. d'Arondel saisi de crainte, hors de lui-même, demandoit du secours à tout ce qui l'environnoit. Il mit sa femme au bord du ruisseau, il lui en jettoit de l'eau sur le visage, il la prioit dans les termes les plus tendres de lui répondre, mais tous ces soins étoient inutiles, elle ne revenoit point.

On la porta dans une petite maison du Jardinier, qui étoit proche. Après avoir employé tous les remédes dont on put s'aviser, elle donna quelque marque de sentiment, ses yeux s'ouvrirent quelque-temps après, & chercherent M. d'Arondel. Il étoit à genoux auprès d'elle, la bouche collée sur une de ses mains. Madame d'Arondel le regarda quelque-temps, & lui jettant au col le bras qui lui restoit libre, demeura dans cette situation.

Le

Le saisissement où ils étoient l'un & l'autre, ne leur permit pas si-tôt de parler, leurs regards se confondoient, & se disoient tout ce qu'ils ne pouvoient se dire. Madame d'Arondel prenoit les mains de son mari, qu'elle baisoit à son tour. A ces premiers momens succéderent mille questions, toujours interrompues par de nouveaux témoignages de tendresse.

Il fallut songer à mettre Madame d'Arondel dans un lieu où elle pût passer la nuit avec moins d'incommodité, elle auroit pû entrer dans le Couvent, mais M. d'Arondel ne pouvoit pas l'y suivre, & le moyen de la quitter? Il fit venir en diligence un chariot pour la mener à un Bourg voisin. Pendant toute la route, occupé de mille soins, dont elle étoit l'objet, il marcha toujours au côté du chariot.

Madame d'Arondel qu'on avoit mise au lit en arrivant, parut mieux d'abord, mais la fiévre lui prit la même nuit, & redoubla les jours suivans. Le desir de la secourir soutenoit M. d'Arondel, & l'empêchoit de succomber à l'excès de sa douleur; toujours les yeux attachés sur elle, toujours dans la plus vive émotion de crainte & d'espérance, il ne quittoit pas le chevet de son lit. La fiévre augmenta considérablement, & la malade ne laissoit aucun espoir de guérison.

Son état ne pouvoit être caché à M. d'Arondel; plus

mort que vif, suffoqué par des larmes & des sanglots, qu'il tâchoit de retenir, il voulut pour soulager le mal que Madame d'Arondel souffroit à la tête, y porter la main, elle prit cette main la baisa, & la remit sur son front.

Quelques momens après s'étant aperçûe que M. d'Arondel pleuroit, & vouloit se cacher. Laissez-moi voir vos pleurs, lui dit-elle, en se levant un peu sur son séant, & en le regardant avec des yeux, qui, tout mourans qu'ils étoient, confervoient leur beauté, laiffez-moi joüir du plaifir d'être fi parfaitement aimée. Hélas! je crains de n'avoir plus que quelques momens à en joüir, la mort va peut-être nous féparer. Mes larmes coulent auffi-bien que les vôtres, continua-t-elle. La vie eft bien chére quand on y tient par les plus forts liens de l'amour. Non, s'écria M. d'Arondel, le Ciel aura pitié de moi, vous ne mourrez point, ou je mourrai avec vous.

Si je pouvois, reprit Madame d'Arondel, remettre entre vos bras un fils que nous avions, je mourrois avec moins de regret, mais malgré mes soins & mes prieres il m'a été enlevé, & nous l'avons perdu pour toujours. Non, ma chére Amélie, il n'est point perdu, vous l'auriez déjà auprès de vous si je n'avois craint de vous donner une trop grande émotion. Vous ne savez pas, lui dit-elle en le regardant de la maniére la plus tendre, combien vous étes aimé ; mon fils, sans vous, seroit tout pour moi ; avec vous, il n'est que mon fils. S'il est possible, donnez-moi la consolation de l'embrasser.

M. d'Arondel qui avoit eu soin de faire venir son fils, aussi-tôt qu'il avoit retrouvé Madame d'Arondel, ordonna qu'on allât le chercher. Elle se trouva, en le voyant, plus sensible qu'elle n'avoit pensé. Elle voulut l'avoir auprès d'elle, elle ne cessoit de lui faire des caresses. Tu m'as causé bien des malheurs, lui disoit-elle en l'embrassant, mais je ne t'en aime pas moins. Comment ne l'aimerois-je pas, ajoûtoit-elle, en s'adressant à M. d'Arondel, c'est notre fils, c'est un lien de plus qui nous unit.

Soit que la joie fît une prompte révolution sur Madame d'Arondel, soit que sa maladie fût à son dernier période, elle se trouva considérablement mieux dès la même nuit : la fiévre la quitta peu de jours après. Ce ne fut qu'alors, que M. d'Arondel lui conta ce qu'il avoit appris de Saint-Val, & la façon presque miraculeuse dont leur fils avoit été retrouvé. Mais, ajoûta-t-il, quels moyens a-t-on employé pour vous dérober si entiérement la connoissance de tout ce qui se passoit dans votre Patrie?

Vous savez, lui répondit-elle, que je fus remise dans

le Couvent auſſi-tôt après que je fus accouchée, tout commerce me fut interdit. Saint-Val, chargé par Madame de Mailly de m'ordonner de prendre le voile, fut le ſeul à qui j'eus la liberté de parler; ma ſanté étoit ſi mauvaiſe que les Religieuſes elles-mêmes déclarerent qu'elles ne me recevroient, que lorſque je ſerois rétablie. Je vêcus de cette ſorte, ſoutenue par la ſeule confiance que j'avois en vous, quand Madame de Mailly, don:

Nouvelle historique.
depuis long-temps je n'avois eû aucune nouvelle, entra dans ma chambre.

Un chariot, me dit-elle d'un ton aigre & menaçant, vous attend à la porte, & a ordre de vous conduire dans une maison, que je vous ai choisie. Partez tout-à-l'heure, & rendez-moi grace de vous ôter d'un lieu, où votre honte ne seroit pas toujours cachée. Vous connoissez ma timidité, poursuivit Madame d'Arondel; d'ailleurs, qu'aurois-je fait pour me défendre, je ne sûs qu'obéir.

On m'ôta généralement tout ce que j'avois, dans la crainte que je n'en pûsse tirer quelque secours. Par bonheur vos lettres, & votre portrait que je tenois toujours cachés sur moi, me demeurerent, & ont fait dans ma solitude mon unique consolation.

Une femme & un homme que je ne connoissois point, m'attendoient dans le chariot. Je fus menée & observée pendant la route, avec

Nouvelle historique. 197
autant d'attention que si j'avois été prisonniere d'Etat. Ma douceur & ma complaisance ne purent rien gagner sur l'esprit de mes Conducteurs, ils me traitoient avec tant d'inhumanité, que ce fut une espéce de soulagement pour moi, quand je me trouvai dans la maison où vous m'avez vûe. Mais lorsque je fus instruite de la régle qui s'y observoit, que je sûs qu'on y vivoit dans un entier oubli du monde, que je n'entendrois jamais parler de per-

sonne, & que personne n'en
tendroit jamais parler d[e]
moi, je crûs être dans l[e]
tombeau.

La mort même des paren[s]
de ces bonnes filles, ne leu[r]
est annoncée qu'en généra[l.]
Combien de larmes ces sor[-]
tes de nouvelles m'ont-elle[s]
fait répandre, quoiqu'elle[s]
ne pûssent point vous regar[-]
der ! Elles me remplissoien[t]
l'esprit des idées les plus fu[-]
nestes. L'ignorance où j'é[-]
tois, & où je devois toujour[s]
être de votre sort, me cau[-]

soit des allarmes continuelles.

Je n'envisageois d'autre fin à mes peines, que celle de ma vie, & je ne voulois point cependant m'engager. C'eût été cesser d'être à vous, c'eût été m'ôter le nom de votre femme. Ce nom, quoique je fusse seule qu'il m'étoit dû, me consoloit.

J'allois presque tous les jours rêver dans l'endroit où vous me trouvâtes. La solitude & le silence augmentoient ma mélancolie ; je m'en remplissois le cœur ; je relisois vos lettres, je regardois votre portrait & je pleurois. Ma santé qui s'affoiblissoit tous les jours, me donnoit l'espérance d'une mort prochaine.

Madame d'Arondel, attendrie par des souvenirs si douloureux, n'eut pas la force d'en dire davantage. M. d'Arondel pénétré jusqu'au fond du cœur, lui repetoit ce qu'il lui avoit dit mille fois, que son sang, sa vie ne payeroient pas la moindre des

des peines qu'elle avoit souffertes pour lui.

Il ne pouvoit se résoudre à la quitter. Mais toujours occupée de l'intérêt & de l'honneur de son mari, elle l'obligea de retourner au Siége de Calais, où il avoit renvoyé les Troupes, sous la conduite du Comte de Northampton. Que ne lui dit-il point en la quittant ! Combien de précautions pour être informé de ses nouvelles ! Il eût voulu en avoir à tous les instans.

Le Siége de Calais,

Le Roi d'Angleterre le chargea à son arrivée d'aller avec M. de Mauny, parler à M. de Vienne, qui, du haut des murailles, avoit fait signe qu'il avoit quelque chose à dire. La retraite de Philippe ne laissant plus d'espérance de secours à ce brave Capitaine, il n'avoit pû refuser aux Habitans de la Ville, & à la Garnison, de demander à capituler.

Mes Seigneurs, dit-il à Milord d'Arondel, & à M. de Mauny, le Roi mon Maître m'avoit confié cette Place. Il y a près d'un an que vous m'y affiégez ; j'ai fait mon devoir aussi-bien que ceux qui y font renfermés avec moi. La difette, & le manque de fecours nous contraignent de nous rendre ; mais nous nous enfévelirons fous les ruines de ces murailles, fi on ne nous accorde pas des conditions, qui mettent nos vies, nos libertés & notre honneur en fûreté.

M. de Mauny, inftruit des

intentions d'Edouard, & plus disposé par son caractére que M. d'Arondel, à s'acquitter de la commission dont il les avoit chargés, déclara que le Roi ne les recevroit à aucune composition, qu'il vouloit être maître de leur faire éprouver tel châtiment qu'il jugeroit à propos. M. de Vienne répondit avec beaucoup de fermeté, que les Habitans & lui, sauroient mourir les armes à la main ; mais qu'il croyoit le Roi d'Angleterre trop prudent & trop généreux pour reduire de braves gens au désespoir.

De retour au Camp, M. d'Arondel & M. de Mauny mirent tout en usage pour fléchir la colére de leur Maître; ils lui représenterent avec force, que la sévérité dont il vouloit user envers les Assiégés, pourroit être d'une dangereuse conséquence, & donner droit à Philippe de l'imiter. Je veux bien, leur dit Edouard après avoir rêvé quelque-temps,

Le Siége de Calais, accorder au Gouverneur la grace qu'il demande, à condition que six Bourgeois, natifs de Calais, me feront livrés la corde au col pour périr par la main du Bourreau. Il faut que leur supplice effraye les Villes qui, à l'exemple de celle-ci, voudroient me refister. M. d'Arondel & M. de Mauny furent contraints de porter cette terrible réponse à M. de Vienne.

Avant que d'affembler le Peuple, il alla dans l'apartement de Madame de Granson, suivi du Comte de Canaple, qu'il avoit prié de l'accompagner. Il faut, ma chere fille, lui dit-il en l'embrassant, nous séparer ; je vais exposer au peuple la réponse d'Edouard, & au défaut des six victimes qu'il demande, & que je ne pourrai lui donner, j'irai lui porter ma tête ; peut-être se laissera-t-il fléchir, peut-être préviendrai-je le malheur de cette Ville, & le vôtre. Ma mort me sauvera du moins de la honte & de la douleur d'en être témoin. Si je fuis écouté, votre retraite eſt libre, & ſi je péris ſans vous ſauver, je demande à M. de Canaple dont je connois la valeur, de mettre tout en uſage pour vous garantir de la fureur du Vainqueur. J'eſpére qu'à la faveur du tumulte & du déſordre, il ne vous fera pas impoſſible de vous échaper dans une barque de pêcheur.

Quoi ! Mon pere, s'écria Madame de Granſon, en le ſerrant

ſerrant entre ſes bras, & en le mouillant de ſes larmes, vous voulez mourir, & vous prenez des précautions pour conſerver ma vie ! Croyez-vous donc que je veuille, & que je puiſſe vous ſurvivre ; le moment où vous ſortirez de cette malheureuſe Ville, ſera le moment de ma mort.

Le Comte de Canaple, auſſi pénétré que M. de Vienne, & Madame de Granſon, les regardoit l'un & l'autre, & gardoit le ſilence, lorſ-que Madame de Granſon levant sur lui des yeux grossis par les pleurs, songez à vous, Monsieur, lui dit-elle, je n'ai besoin d'aucun autre secours, que de mon désespoir. Non, Madame, lui dit-il, vous n'aurez point recours à un si affreux reméde, & si M. de Vienne veut différer l'assemblée jusqu'à demain, j'espére beaucoup d'un projet que je viens de former.

M. de Vienne, quoique très-persuadé du courage & de la capacité de M. de Canaple, ne s'en promettoit

Nouvelle historique.

cependant aucun succès. Madame de Granson, au contraire, se laissoit aller à quelque espérance.

M. de Canaple alla après les avoir quittés, chez Eustache de Saint-Pierre, le même qui l'avoit pris pour son fils. Je viens vous demander, lui dit-il, de m'avouer pour ce fils, avec lequel vous m'avez trouvé une si grande ressemblance. J'ai besoin de son nom pour être accepté par les Députés d'Edouard, qui veut que six Citoyens de Calais lui soient abandonnés, & qui ne pardonne au reste de la Ville qu'à ce prix.

Eustache avoit une fermeté d'ame, une élévation d'esprit & de sentiment bien au-dessus de sa naissance, & rares même dans les conditions les plus élevées. L'honneur que vous me faites, Seigneur, dit-il au Comte de Canaple, m'instruit de ce que je dois faire moi-même. Je me montrerai, si je puis, digne d'avoir un fils tel que

Nouvelle historique. 213
vous, nous irons ensemble nous offrir pour premiéres victimes.

Le lendemain le Peuple fut assemblé par M. de Vienne, on n'entendoit que cris, que soupirs, que gémissemens dans toute cette multitude consternée ; la certitude de la mort inévitable, quelque parti qu'ils prissent, ne donnoit à personne le courage de mourir, du moins utilement pour sa Patrie.

Quoi, dit alors Eustache de Saint-Pierre en se montrant à l'assemblée, cette mort que nous affrontons depuis un an, est-elle devenue plus redoutable aujourd'hui ? Quel est donc notre espoir ? Echaperons-nous à la barbarie du Vainqueur ? Non. Nous mourrons, & nous mourrons honteusement, après avoir vû nos femmes & nos enfans, livrés à la mort ou à la derniére des ignominies.

L'horreur qui régnoit dans l'assemblée redoubla encore à cette affreuse peinture.

Euſtache, interrompu par de nouveaux cris & de nouveaux gémiſſemens, pourſuivit enfin. Mais pourquoi des vains diſcours, quand il faut des exemples ? Je donne, pour le ſalut de mes Concitoyens, ma vie & celle de mon fils. Quoiqu'il ne paroiſſe pas avec moi, il nous joindra à la porte de la Ville.

Quelque admiration que la vertu d'Euſtache fît naître, il ſembloit que le Ciel pour le récompenſer, vouloit que ſa famille fournît ſeule des

216 *Le Siége de Calais*, exemples de courage. Jean d'Aire, Jacques de Wuiſant, & Pierre ſon frère, tous proches parens d'Euſtache, ſe préſentèrent.

Le nombre n'étoit pas encore complet. M. de Vienne employa pour y être reçû, les mêmes ſoins & les mêmes induſtries que d'autres auroient mis en œuvre pour s'en exempter. Mais les Députés pleins de reſpect, & de vénération pour une vertu ſi héroïque, loin de l'écouter, s'appuyerent ſur les ordres d'Edouard, & déclarerent qu'ils ne pouvoient les changer.

Madame de Granſon, inſtruite de tout ce qui ſe paſſoit, ne voyoit que des abîmes. Ce n'étoit qu'en executant les conditions impoſées, que la vie de ce pere ſi cher, pouvoit être en ſûreté ; ce n'étoit qu'à ce prix qu'elle pouvoit elle-même ſe ſauver de la fureur du ſoldat victorieux. Que faiſoit M. de Canaple ? Qu'étoient devenues les eſpérances qu'il avoit données ? Pourquoi ne paroissoit-il point ? Avoit-il cessé d'être généreux ? Ce malheur me manquoit, disoit-elle, il faut pour mettre le comble à ma honte, qu'il soit même indigne de l'estime que j'avois pour lui, de cette estime que je me reprochois, & que j'étois pourtant bien aise de lui devoir.

Mademoiselle de Mailly, qui, depuis qu'elle logeoit dans le Château, étoit dans l'habitude de voir Madame de Granson, vint s'affliger avec elle. La mort n'étoit point ce qu'elle craignoit; depuis qu'elle avoit perdu M. de Châlons, elle la regardoit comme un bien ; des malheurs mille fois plus grands que la mort, faisoient couler ses larmes.

Un grand bruit qu'elles entendirent, interrompit cette triste occupation; comme tout étoit à craindre dans la situation où étoient les choses, elles s'avancerent l'une & l'autre avec précipitation à une fenêtre qui donnoit sur la Place, elles ne virent d'abord que beaucoup de monde assemblé, & n'entendirent qu'un bruit confus. Mais à mesure que les objets s'approchoient, elles distinguerent cinq hommes qui avoient la corde au col; la multitude les suivoit, tous vouloient les voir, tous vouloient leur dire un dernier adieu, tout retentissoit de leurs louanges, & tout étoit en pleurs. Madame de Granson, & Mademoiselle de

Mailly, étoient pénétrées d'un spectacle si touchant; la pitié que leur inspiroient ces malheureux, augmentoit encore par la fermeté avec laquelle ils alloient à la mort.

Un d'entre-eux, malgré le triste équipage où il étoit, se faisoit distinguer par sa bonne mine, par une démarche plus fiére & plus assurée, & attiroit sur lui tous les regards. Mademoiselle de Mailly eut à peine jetté les yeux sur lui, que poussant un grand cri, elle tomba évanouie.

Madame de Granson étonnée, & surprise de cet accident, qu'elle ne savoit à quoi attribuer, appella du secours. On porta Mademoiselle de Mailly dans son lit, où elle fut encore long-temps sans reprendre connoissance; elle ouvrit enfin les yeux, & repoussant ceux qui vouloient la secourir. Laissez-moi, disoit-elle, laissez-moi mourir, c'est prolonger mon supplice, que de prolonger ma vie. Dieu ! ajoutoit-elle, que viens-je de voir ! Il vit, & sa vie rend ma douleur plus amére; elle ne lui est donc rendue, que pour la perdre sous la main d'un Bourreau.

Je vous demande pardon, mon pere, dit-elle à M. de Mailly, qui étoit accouru au bruit de son accident, je vous demande pardon de mon désespoir ; mais pourriez-vous le condamner ? Ce Châlons que vous m'aviez permis d'aimer, que vous m'aviez destiné, que vous m'avez ôté, va périr pour vous & pour moi. Je l'ai vû, je l'ai reconnu, il est déjà dans cet affreux moment au pouvoir de ce barbare! Que ne peut-il savoir que ma mort suivra la sienne! Ne me regrettez point, mon pere, laissez-moi mourir sans vous avoir offensé; que sai-je où me conduiroit l'excès de ma douleur. Un second évanouissement qui la reprit alors, beaucoup plus long que le premier, fit

craindre

craindre qu'elle n'eût expiré. M. de Mailly tenoit sa fille entre ses bras, & il sembloit que lui-même alloit expirer aussi.

Madame de Granson, dont les soupçons étoient déjà fort diminués, pleinement éclaircie par ce qu'elle entendoit, sentoit à mesure que la jalousie s'éteignoit dans son cœur, renaître son amitié pour Mademoiselle de Mailly, & malgré le pitoyable état où elle la voyoit, elle ne laissoit pas de lui porter envie. Elle est aimée, disoit-elle, elle a osé aimer; elle reçoit de ce qu'elle aime la plus grande marque d'amour qu'on puisse recevoir; & moi, je n'ai reçu que des outrages : voilà le prix de ma foiblesse.

M. de Vienne qui ne paroissoit point, donna encore à Madame de Granson une autre douleur. Elle sortit de chez Mademoiselle de Mailly pour aller chercher son pere, quand elle apprit par un homme à lui,

Nouvelle historique. 227.
qu'il étoit en ôtage entre les mains de Milord Montaigu, & qu'il ne seroit libre, que lorsque les Citoyens, sur lesquels Edouard vouloit exercer sa vengeance, auroient subi le supplice auquel ils étoient condamnés.

Un Ecuyer du Comte de Canaple lui remit en même temps une Lettre, dont il étoit chargé. La consternation où il paroissoit, la jetta elle-même dans le plus grand trouble. Elle prit & ouvrit
T ij

cette Lettre d'une main tremblante, & lut ce qui suit avec un saisissement, qui augmentoit à chaque ligne.

LETTRE.

Ce n'est que dans ce moment où je vais à la mort, que j'ose vous dire pour la première fois que je vous aime. Vous ne l'avez pas ignoré, Madame ; vos rigueurs me l'ont appris depuis long-temps ; mais avez-vous bien connu quelle est cette passion que vous m'avez inspirée ?

Avez-vous crû que mon cœur ne demandoit, ne vouloit que le vôtre, que vous pouviez d'un mot, d'un regard faire mon bonheur ? Voilà, Madame, cet homme, que vous avez accablé de tant de haine. Je ne me suis jamais permis de vous parler ; je me suis imposé des loix aussi sévéres, que celles que vous m'auriez imposées vous-même ; je me suis rendu aussi malheureux que vous vouliez que je le fusse. J'avois esperé qu'une conduite si soumise, vous apprendroit enfin que la fortune seule avoit pû me rendre criminel. Je vous l'avouerai encore, Madame, je me suis flatté quelquefois que la bienséance & le devoir étoient plus contre moi, que vous-même. Vous m'avez enlevé cette illusion, qui m'étoit si chere, qui soutenoit ma vie. Le changement de votre condition a rendu la mienne encore plus misérable. Vous m'avez fui, vous avez rejetté mes soins avec une nouvelle rigueur ; nulle espérance ne me reste : il faut mettre fin à tant de peines ; il faut cesser de vous être odieux, en cessant de vivre. J'emporterai du moins la consolation de vous avoir donné jusqu'au dernier moment, des marques du respect extrême qui a toujours accompagné mon amour. C'est sous un nom supposé que je me présente à la mort. Vous seule serez instruite de ma destinée; vous seule, Madame, dans le monde, saurez que je meurs pour vous.

Quel sentiment ! Quelle tendresse la lecture de cette Lettre ne produisit - elle

Le Siége de Calais, point ! Cet homme pour lequel Madame de Granson avoit eu dès le premier moment une inclination si naturelle, dont elle n'avoit point crû être aimée, donnoit sa vie pour la sauver. Cet homme avoit la passion la plus véritable & la plus flatteuse. La joie d'être si parfaitement aimée, se faisoit sentir dans son cœur à travers la douleur & la pitié. Plus M. de Canaple croyoit être haï, plus il lui sembloit digne de sa tendresse. Tout lui

lui parut possible; tout lui parut légitime pour l'arracher à la mort.

Allez, je vous prie, allez, dit-elle à celui qui lui avoit rendu cette Lettre, me chercher un habit d'homme, & préparez-vous à me suivre au Camp. Le salut de votre Maître dépend peut-être de votre diligence. Pendant le peu de temps qui s'écoula jusqu'au retour de cet homme, M. de Canaple expirant sous les coups d'un bourreau, se présentoit sans cesse aux yeux de Madame de Granfon, & la faifoit prefque mourir à tous les inftans.

La détention de M. de Vienne lui donnoit la liberté de fortir de la Ville fans obftacle. Malgré fa délicateffe naturelle, elle marchoit avec tant de viteffe, qu'elle laiffoit bien loin derriere elle, celui qu'elle avoit pris pour la conduire ; mais ce n'étoit point encore affez au gré de fon impatience, elle fe reprochoit fon défaut de force; elle trembloit de n'arriver pas assez promptement.

Lorsqu'elle eut atteint les premieres gardes, un Soldat trompé par ses habits, la prit pour un homme, & voulut l'arrêter; mais un Officier touché de sa phisionomie, l'arracha des mains du Soldat, & la conduisit à la tente du Roi, à qui elle assuroit qu'elle avoit un secret important à révéler.

Seigneur, lui dit-elle en se prosternant à ses pieds, je viens vous demander la mort ; je viens vous apporter une tête coupable, & sauver une tête innocente. J'étois du nombre des Citoyens, qui doivent périr pour le salut de tous ; un Etranger, par une pitié injurieuse pour moi, veut m'enlever cette gloire, & a pris mon nom.

Edouard, avec toutes les qualités qui font les Héros, n'étoit pas exempt des foiblesses de l'orgueil. La démarche de Madame de Granson, en lui rappellant la cruauté où il s'étoit abandonné, l'irritoit encore; & la regardant avec des yeux pleins de colére: Avez-vous crû, lui dit-il, désarmer ma vengeance, en venant la braver? Vous mourrez, puisque vous voulez mourir; & cet audacieux, qui a osé me tromper, mourra avec vous.

Ah! Seigneur, s'écria Madame de Granson, ordonnez du moins que je meure le premier; & se traînant aux genoux de la Reine qui entroit dans ce moment dans la tente du Roi: Ah! Madame, ayez pitié de moi; obtenez cette foible grace. Suis-je assez coupable pour être condamné au plus cruel supplice, pour voir mourir celui qui ne meurt que pour me sauver!

Sa fermeté l'abandonna en prononçant ces paroles; elle ne put retenir quelques larmes. La Reine déjà touchée du sort de ces malheureux, & qui venoit dans le dessein d'obtenir leur pardon, fut attendrie encore par le discours & par l'action de Ma-

Nouvelle historique.

dame de Granson, & se déclara tout-à-fait en leur faveur. La gloire qu'elle avoit acquise par le gain de plusieurs Batailles, & par la prise * du Roi d'Ecosse, la mettoit en droit de tout demander. Mais Edouard, toujours infléxible, ne répondit qu'en ordonnant à un Officier de ses Gardes de faire hâter le supplice des prisonniers.

* Bruce, Roi d'Ecosse, avoit fait une irruption en Angleterre pendant qu'Edouard étoit en France. Il fut défait & pris par la Reine d'Angleterre, qui se mit à la tête des Troupes qu'elle avoit rassemblées à la hâte.

Cet ordre, qui ne laissoit plus d'espérance à Madame de Granson, rappella tout son courage. Se relevant des genoux de la Reine, où elle étoit encore, & regardant Edouard avec une fierté mêlée d'indignation : Hâtez-vous donc aussi, dit-elle, de me tenir parole, & faites-moi conduire à la mort. Mais sachez que vous allez verser un sang assez illustre pour trouver des vengeurs.

La grandeur d'ame a des droits sur le cœur des Héros,

qu'elle ne perd jamais. Edouard, malgré sa colére, ne put refuser son admiration à Madame de Granson. Plus touché de la fermeté avec laquelle elle continuoit de demander la mort, qu'il ne l'avoit été de sa douleur, & les dernieres paroles qu'elle venoit de lui dire, lui faisant soupçonner quelque chose d'extraordinaire dans cette avanture, qui méritoit d'être éclairci, il fit signe à ceux qui étoient dans sa tente, de se retirer. Votre vie, lui dit-il alors, & celle de vos Concitoyens, va dépendre de votre sincérité. Quel motif assez puissant vous a déterminé à l'action que vous venez de faire ?

La vie, Sire, me coûteroit moins à perdre, répondit-elle, que l'aveu que Votre Majesté éxige ; mais l'intérêt d'une vie bien plus chére que la mienne, triomphe de ma répugnance. Vous voyez à vos pieds une femme qui a été assez foible pour aimer, & qui a eu assez de

Nouvelle historique. 243
force pour cacher qu'elle aimoit. Mon Amant, persuadé qu'il étoit haï, a eu cependant assez de générosité & de passion pour sacrifier sa vie à la conservation de la mienne. Une action si tendre, si généreuse, a fait sur mon cœur toute son impression. J'ai crû à mon tour lui devoir le même sacrifice; & ma reconnoissance & ma tendresse m'ont conduite ici.

Mais, dit la Reine, pourquoi tant de contrainte? Car je suppose que vous êtes libre, & que votre inclination est permise. Je n'ai pas toujours été libre, Madame, répondit Madame de Granson; & depuis que je le suis, il falloit une action aussi extraordinaire pour m'arracher l'aveu de ma foiblesse.

Quel est donc cet homme, reprit Edouard, qui a tant fait pour vous; & qui êtes-vous vous-même ? Ma démarche, Sire, répondit-elle avec une contenance qui marquoit sa confusion, devroit me faire cacher à jamais mon nom. J'avoue cependant qu'il m'en coûte moins de dire à Votre Majesté que je suis la fille du Gouverneur de Calais, que de nommer M. de Canaple.

Edouard ne peut tenir davantage. Pressé par ses propres sentimens, & déterminé par les instances de la Reine, il ordonna à M. d'Arondel & à M. de Mauny, qu'il fit appeller, d'aller chercher les prisonniers, & de les lui amener. Ces deux Seigneurs se hâterent d'éxécuter un ordre qu'ils recevoient avec tant de plaisir.

Deux des six déja sur l'échaffaut, voyoient sans aucune altération les apprêts de leur supplice ; & quoiqu'ils s'embrassassent tendrement, c'étoit cependant sans foiblesse. M. d'Arondel qui les vit de loin, cria grace, grace, alla à eux avec promptitude, & reconnut, avec la plus grande surprise, M. de Châlons.

En croirai-je mes yeux, lui dit-il en l'embrassant ? Est-ce vous que je vois ?

Est-ce M. de Châlons que je viens d'arracher des mains d'un bourreau ? Par quelle étrange avanture un homme tel que vous se trouve-t-il ici ? Je n'y suis pas seul, répondit M. de Châlons ; M. de Canaple, que vous voyez, a fait ce que j'ai fait, & ce que vous auriez fait vous-même dans les circonstances, où nous nous sommes trouvés.

M. d'Arondel, au nom de M. de Canaple, le salua avec toute sorte de marques de considération. Eloignons-nous proptement, leur dit-il, d'un lieu, où je rougis pour ma Nation, que vous ayez pû être conduits, & venez chez le Roi, où nous avons ordre de vous mener.

M. de Châlons lui conta en y allant, que ce n'étoit que depuis deux jours qu'il avoit pû entrer dans Calais. Pardonnez-moi, Milord, de n'avoir pas rempli vos intentions, & de n'avoir songé dans ce moment qu'à sauver Mademoiselle de Mailly. Je n'ai plus rien à demander

à

à votre amitié, repliqua M. d'Arondel : Je suis réüni à Madame d'Arondel ; il ne me reste de souhaits à faire que pour votre bonheur ; & se tournant vers M. de Canaple : Je n'aurois guéres moins d'empressement, lui dit-il, de contribuer au vôtre. M. de Châlons voudra bien vous assurer que vous pouvez compter sur moi.

Ils se trouverent alors si près de la tente du Roi, que M. de Canaple n'eut presque pas le temps de répondre à des offres si obligeantes. M. d'Arondel entra pour informer le Roi du nom des prisonniers.

Madame de Granson n'eut pas plustôt entendu nommer M. de Canaple, que se mettant de nouveau aux genoux de la Reine. Ah ! Madame, lui dit-elle, accordez-moi la grace de me retirer; je ne puis soutenir la honte qui m'accable, & l'indécence de l'habit que je porte. Vous craignez, répondit la Reine qui avoit remarqué son trouble au nom de M. de Canaple, la vûe d'un homme pour qui vous avez voulu mourir.

Le facrifice de la vie, Madame, répondit Madame de Granfon, n'eſt pas toujours le plus difficile. Vos fentimens font fi honnêtes, dit la Reine, qu'ils m'infpirent autant d'eſtime pour vous, que vous m'avez d'abord infpiré de pitié ; je veux que vous foyez heureufe, & je vous promets d'y travailler. Allez, fuivez Madame de Warwic, elle aura soin de vous faire donner les choses, qui vous sont nécessaires.

J'ose encore, Madame, demander une grace à votre Majesté, repliqua Madame de Granson. Mon pere pleure ceux que votre bonté a sauvés, daignez ordonner qu'on aille sécher ses larmes. Vous serez satisfaite, lui dit la Reine en la congédiant.

M. de Canaple & M. de Châlons furent ensuite introduits. Je ne croyois pas, leur dit le Roi, avoir sauvé la vie à des ennemis si dangereux. Je sais que le courage de l'un & de l'autre a retardé plus d'une fois mes victoires. Daignez, Sire, répondit M. de Canaple, ne pas rappeller des choses dont les bontés de votre Majesté nous feroient repentir, s'il étoit possible de se repentir d'avoir fait son devoir. Peut-être, lui dit Edouard en souriant, pourrois-je mettre votre vertu à des épreuves plus dangereuses. Allez sous la conduite de Milord d'Arondel chez M. de Warwic faire vos remercimens à la personne, à qui vous devez véritablement la vie.

Le Comte de Canaple à qui il n'étoit pas permis de queſtionner le Roi, ne fut pas pluſtôt hors de ſa préſence, qu'il demanda à Milord d'Arondel, avec un empreſſement & un trouble dont il ne démêloit pas la cauſe, l'éclairciſſement de ce que ce Prince venoit de dire. Je ſais, lui dit M. d'Arondel, qu'un jeune homme d'une extrême beauté, que je viens de voir aux piéds de la Reine, est venu demander au Roi de mourir pour vous. Ah! Milord, s'écria le Comte de Canaple, qui n'osoit croire ce qui lui venoit dans l'esprit, je mourrai si vous n'avez la bonté de satisfaire mon impatience. Vous n'aurez pas long-temps à attendre, lui dit Milord d'Arondel, nous voici chez Madame de Warwic où j'ai ordre de vous mener, & où je vous laisse.

Madame de Granson étoit seule avec une femme que Madame de Warwic lui avoit donnée pour la servir, lorsque M. de Canaple entra. Quoi ! Madame, s'écria-t-il en allant à elle avec beaucoup de précipitation, & en se jettant à ses piéds, c'est vous ! c'est vous, Madame ! L'Univers entier seroit-il digne de ce que vous avez fait !

Madame de Granson, mille fois plus interdite & plus embarrassée qu'elle ne l'avoit encore

Nouvelle historique.

encore été, baissoit les yeux, gardoit le silence, & tâchoit de se dérober aux empressemens du Comte de Canaple. Daignez me regarder un moment, Madame, lui dit-il; pourquoi me sauver la vie, si vous voulez que je sois toujours misérable ?

Puisqu'il falloit mourir pour sauver mon pere, lui dit-elle enfin, c'étoit à moi de mourir. Ah ! Madame, répondit-il pénétré de douleur, que me faites-vous envisager, ce n'est donc que le dévoir qui vous a conduite ici; & comment ai-je pû penser un moment le contraire ? Il vous en coûtoit donc moins de renoncer à la vie que de devoir quelque chose à ma mémoire. Vous ne le croyez pas, lui dit Madame de Granson en le regardant avec des yeux pleins de douceur, & peut-être aurois-je besoin de me justifier auprès de vous de ce que je fais pour vous.

Vous justifier, vous, Madame, répliqua M. de Canaple avec beaucoup de vivacité ! De grace, finiſſons cette converſation, lui dit-elle, vos plaintes ſeroient injuſtes, & votre reconnoiſſance me donne trop de confuſion. Quelle contrainte m'impoſez-vous, Madame, repliqua M. de Canaple, liſez du moins dans mon cœur, liſez ce que vous ne voulez pas entendre, & que je vous dirois avec tant de plaiſir.

M. de Châlons empreſſé de voir Madame de Granſon pour ſavoir des nouvelles de Mademoiſelle de Mailly, entra dans la chambre dans ce même temps, avec M. d'Arondel qu'il avoit ramené. Le premier mouvement de Madame de Granson fut de se lever pour sortir. Elle ne pouvoit s'accoutumer à ce qu'elle avoit fait, & auroit voulu se dérober à tous les yeux; mais M. de Châlons la pria avec tant d'instance de rester, qu'elle fut forcée d'y consentir. Pour excuser peut-être la démarche qu'elle avoit faite, elle se mit à lui raconter la douleur de Mademoiselle de Mailly, lorsqu'elle l'avoit reconnu.

Le plaisir d'être aimé, quelque sensible qu'il soit, ne l'emporte pas sur l'intérêt de ce qu'on aime. M. de Châlons ne vit, ne sentit que la peine de Mademoiselle de Mailly. Il prioit Madame de Granson de ne pas différer un moment son retour à Calais. Elle se seroit rendue avec joie à ce qu'il desiroit ; mais il falloit la permission de la Reine. M.

d'Arondel, fûr des bontés de cette Princeffe, fe chargea de l'obtenir.

Tandis qu'il étoit allé la lui demander, M. de Châlons rendoit compte à Madame de Granfon de ce qui le regardoit, & lui apprenoit les raifons, qui avoient engagé M. de Canaple de voir Mademoifelle de Mailly avec tant d'affiduité. Il ne devoit refter aucun doute à Madame de Granfon ; mais on n'a jamais trop de fûreté fur ce qui intéreffe vivement le cœur; aussi l'écoutoit-elle avec beaucoup d'attention & de plaisir. Pour M. de Canaple, uniquement occupé de la voir, de l'entendre, de l'admirer, il ne prenoit que peu de part à la conversation.

La présence de M. de Vienne, que M. d'Arondel avoit trouvé chez la Reine, & qui parut alors, vint le tirer de cet état heureux, & lui donner une inquiétude, & un trouble comparable au plus grand qu'il eût jamais éprouvé. Ce moment alloit décider de son sort.

Madame de Granson, dès qu'elle aperçut son pere, alla se jetter à ses genoux, si pleine de crainte & de confusion, qu'il ne lui fut pas possible de prononcer une parole; mais les larmes qu'elle répandoit sur les mains de M. de Vienne, parloient pour elle.

Je ne vous fais aucun reproche, ma chere fille, lui dit-il en l'embrassant, le succès de votre entreprise l'a justifiée. Je me plains seulement de M. de Canaple qui vouloit me dérober, & à toute la terre, la connoissance d'une action aussi généreuse que la sienne, & qui m'a laissé ignorer des sentimens, que je lui ai souhaités plus d'une fois. Il eût fallu, Monsieur, pour prendre la liberté de vous parler, repliqua M. de Canaple, en être avoué, & je n'oserois même parler aujourd'hui.

Je crois pourtant, dit M. de Vienne, que je ne ferai

pas un usage tyrannique de mon pouvoir, en ordonnant à ma fille de vous regarder comme un homme, qui sera dans peu son mari. Ah! Monsieur, s'écria M. de Canaple, quelle reconnoissance pourra jamais m'acquitter envers vous! Consentirez-vous à mon bonheur, Madame, dit-il à Madame de Granson, en s'approchant d'elle de la façon la plus soumise; dites un mot, un seul mot; mais songez qu'il va décider de ma vie. La démarche que j'ai faite, lui dit-elle, vous a dit ce mot que vous me demandez.

M. de Canaple, pénétré de la joie la plus vive, l'exprimoit bien moins par ses discours, que par ses transports. Madame de Granson, honteuse de tant d'amour, se hâta de profiter de la permission d'aller à Calais, que M. d'Arondel vint lui apporter. M. de Canaple, M. de Châlons, & M. de Vienne, y allerent avec elle. M. de Châlons attendit dans une maison de la Ville, les nouvelles que M. de Canaple devoit lui apporter.

Mademoiselle de Mailly, en proye successivement, & presque dans le même temps à la plus grande douleur & à la plus grande joie, avoit pensé mourir d'une agitation si violente. Madame de Granson & elle, s'embrasserent à plusieurs reprises, & se firent à la fois mille questions. Mademoiselle de Mailly, naturellement éloignée de toute sorte de dissimulation, enhardie encore par la vertu solide dont elle se rendoit témoignage, ne contraignit point ses sentimens. Elle parla de M. de Châlons avec toute la tendresse & la reconnoissance qu'éxigeoit ce qu'il venoit de faire pour elle.

Voulez-vous le récompenser, lui dit le Comte de Canaple, donnez-lui la permission de vous voir. C'est mon pere, répondit-elle, & non ma façon de penser qui doit régler ma conduite. J'espére qu'il vous ordonnera ce que je vous demande, lui dit le Comte de Canaple: M. d'Arondel s'est assuré de la protection de la Reine d'Angleterre, pour M. de Châlons, & votre mariage est le prix de la liberté de M. de Mailly. Ah! dit encore Mademoiselle de Mailly, il ne faut point que ce consentement lui soit arraché; tout bonheur cesseroit d'être bonheur pour moi, si je l'obtenois contre sa volonté.

M. de Mailly, préparé par M. de Vienne à ce que l'on demandoit de lui, entendit en entrant dans la chambre de sa fille, ces derniéres paroles ; & allant à elle les bras ouverts, non, ma chere fille, lui dit-il, ce ne sera point contre ma volonté que vous serez heureuse ; j'ai souffert autant que vous des peines que je vous ai faites. Oubliez-les, c'est un pere qui vous aime, qui vous a toujours aimée, qui vous le demande ; & joignez-vous à moi pour les faire oublier à M. de Châlons, que je vais vous amener. Le malheureux état où Madame de Mailly est reduite, ne permet plus de ressentiment contre elle, & ne peut vous laisser que de la pitié.

Madame de Mailly étoit effectivement menacée d'une mort prochaine. Le chagrin dont elle étoit dévorée depuis long-temps, & que le peu de succès de ses artifices redoubloit encore, l'avoit jettée dans une maladie de de langueur qui augmentoit tous les jours.

Madame de Granson, pour laisser à Mademoiselle de Mailly la liberté de recevoir M. de Châlons, la quitta, & M. de Canaple la suivit. M. de Mailly, accompagné de M. de Châlons, parut un moment après, & le présentant à sa fille, Je vous avois séparés malgré moi, mes chers enfans, leur dit-il, c'est de tout mon cœur que je vous rejoins.

La joie de ces deux personnes, après une si longue absence, après s'être donné l'un & l'autre tant de marque de tendresse, ne sauroit s'exprimer. Mademoiselle de Mailly, autorisée par la présence de son pere, disoit à M. de Châlons des choses plus flatteuses, qu'elle n'eût osé lui dire, s'ils avoient été sans témoin. Pour lui, enyvré de son bonheur, il ne lui tenoit que des discours sans suite & sans liaison. Mais après ses premiers transports, & lorsque l'absence de M. de Mailly lui eut laissé plus de liberté, il se trouva pressé de lui avouer les soupçons qu'il avoit eus contre elle. Quoiqu'ils n'eussent produit d'autre effet que de le rendre malheureux, quoiqu'elle eût pû les ignorer toujours, il falloit pour avoir la paix avec lui-même, qu'il lui en demandât pardon.

Vous me demandez pardon, lui dit-elle, vous à qui j'ai causé tant de différentes peines ; vous qui avez voulu donner votre vie pour moi; vous, enfin, qui m'avez aimée dans le temps que vous auriez dû me haïr.

Cette converfation, fi pleine de charme, fut interrompuë par Madame de Granfon. Elle venoit apprendre à Mademoifelle de Mailly, que le Roi & la Reine d'Angleterre feroient le lendemain leur entrée dans Calais, & qu'il falloit qu'elle fe difpofât à être préfentée à la Reine.

La mort de Madame de Mailly qui arriva la même nuit, loin de dispenser Mademoiselle de Mailly de ce devoir, lui en faisoit au contraire une nécessité. Il falloit éloigner M. de Mailly d'un lieu, qui lui présentoit des objets si affligeans, & en obtenir la liberté de la Reine. Je ne vous accorde cette grace, lui dit cette Princesse, lorsque Mlle de Mailly lui fut présentée, qu'à la condition que M. de Mailly consentira à votre mariage avec M. de Châlons. Je veux qu'il se fasse dans le même temps, que celui de Madame de Granson & de M. de Canaple, & avant que vous partiez de Calais.

La situation de mon pere & la mienne, Madame, répondit Mademoiselle de Mailly, exige que nous demandions à Votre Majesté de vouloir bien nous accorder quelque temps, pour éxécuter les ordres qu'elle daigne nous donner. Je devrois, lui dit la Reine, que M. d'Arondel avoit inftruite, pour vous récompenfer de la priére que vous me faites, vous la refufer. Mademoifelle de Mailly baiffa les yeux en rougiffant.

La Reine, après avoir donné des louanges à fa modeftie, ordonna à M. de Vienne de dire à M. de Mailly, de la part du Roy, que lui & fa fille avoient la liberté de fe retirer où il jugeroit à propos, pourvû que M. de Châlons reçût de nouveau fa parole, & qu'il les accompagnât au lieu qu'ils auroient choifi.

M. de Mailly qui fouhaitoit avec paffion ce que l'on demandoit, rendit au Roi & à la Reine de tres-humbles actions de graces, & partit le même jour pour fes Terres de Flandres, où le mariage de M. de Châlons & de Mademoifelle de Mailly fut célebré peu de mois après.

Celui de Madame de Granfon fe fit dès le lendemain, & M. de Canaple jouit enfin d'un bonheur, qui lui fut donné

Nouvelle historique. 281
donné par les mains de l'Amour. Ils allerent en Bourgogne attendre M. de Vienne, qui fut obligé de conduire les Habitans de Calais au Roi Philippe.

Ces pauvres gens, forcés d'abandonner leur Patrie, venoient en demander une nouvelle. Leur fidélité parloit en leur faveur. On leur donna des Terres où ils allerent s'établir, & où ils n'eurent point à regretter les pertes qu'ils avoient faites. Eustache de Saint-Pierre, & sa famille resterent attachés au Comte de Canaple, & en reçurent un traitement digne de leur vertu.

Comme la Reine se trouva grosse, & qu'Edouard, pour affermir sa conquête, voulut passer l'Hiver à Calais, M. d'Arondel demanda & obtint la permission d'y faire venir Madame d'Arondel. M. de Mauny avoit déja obtenu de M. de Liancourt, à force de services & d'amitié, le pardon de Madame de Mauny & le sien.

FIN.

www.ingramcontent.com/pod-product-compliance
Lightning Source LLC
Chambersburg PA
CBHW070745170426
43200CB00007B/660